良心をもたない人たちへの対処法

マーサ・スタウト

秋山 勝＝訳

草思社文庫

OUTSMARTING THE SOCIOPATH NEXT DOOR
How to Protect Yourself Against a Ruthless Manipulator
by
Martha Stout, Ph.D.

This translation published by arrangement with Harmony Books,
an imprint of Random House, a division of Penguin Random House LLC,
through Japan UNI Agency, Inc., Tokyo

良心をもたない人たちへの対処法◉目次

第6章 ソシオパスの影響圏を脱出する——自分を守る10のガイドライン 273

良心をもたない人たちへの対処法

母マーサ・エヴァ・ディートン・スタウト（一九二三〜二〇一八）に本書を捧げる。美しい母、自分が思う以上の才気にあふれ、世界でいちばん優しく、わたしが知る人のなかで誰よりも深い愛情に満たされた人だった。

わたしたち一人ひとりが自分の命に対して責任を負わなければならない。なにより、われわれの周囲で命を育む生き物、とりわけ、われわれ人間同士がおたがいに対して敬意と愛情を示さなくてはならない。

――ジェーン・グドール『森の旅人』

プロローグ　良心をもたない人たちとの戦い

今日こそテラスの床下をきれいにしようと思い立った春の日の午後、わたしはペンキの染みがついたシャツと着古したジーンズに着がえた。どこから見ても、心理セラピストには見えない格好だ。そのとき一台の車が自宅の敷地に入ってきた。

新車のSUVで、運転している女性の顔に見覚えはない。身なりはきちんとしており、二人の子供がいっしょにいる。化粧で隠していたが、何日も泣きはらした様子がうかがえる。わたしの姿を認めてほっとしている様子だった。話を聞くと、わたしに会いたくて、二時間かけてこの町まできたと言う。こちらの身なりやわたしがどれほど驚いているのかにはまったく気づいていない。

「ドロ沼の親権争い」に巻き込まれていると彼女は話した。別れた夫はぞっとするほど冷血な人間で、娘と息子の幸せを考えると恐怖さえ感じる。「子供のために戦うつもりだが、ただ、どうやって戦えばいいのかわからない」。夫は子供の引き取りを本心から望んではいないはずだ。親権を求めて訴えを起こしたのは、自分をいつまでも「言いなり」の状態に置きたいからで、子供に対する自分の愛情と不安につけ込めば、難なく目的を果たせると考えていることは彼女も気づいていた。

彼女に対してわたしは、元夫とかかわるときには（取り乱したりせず）常に冷静な態度でいることがどれほど大切か説明した。相手は、彼女の感情を支配しているというはっきり目に見える証拠を望んでおり、相手の思い通りなってはならない。さらに彼女が弁護士ともっと前向きな話ができるよう、いくつかのアドバイスを授けた。帰り際の彼女の目から途方にくれた様子が消え、そのかわりしっかり輝いているのを見てわたしもほっとした。

臨床心理学者として、わたしは二〇年以上にわたってソシオパシー（反社会性パーソナリティ障害）の研究を続け、彼らソシオパスのせいで心に傷を負った被害者の治療に携わってきた。だが、ソシオパスがどれほどの苦しみを被害者にもたらしているのか、それについてつくづく思い知らされたのは、この精神疾患についてわたしが本を書くようになってからだ。

二〇〇五年に『良心をもたない人たち』（日本語版は二〇〇六年）を刊行して以来、わたしのもとには読者からの相談の電話や手紙が山のように寄せられてくるようになった。出会った相手が「良心をもたない人」ではないかという不安に駆られ、どうしてもわたしに話を聞いてもらいたかったという。なかには、番号を公表していない自宅の電話に連絡を寄せてきた人、ボストンにあるオフィスの近くでわたしの出入りを待ち構えていた人もいたぐらいだ。しかし、自宅にまで訪ねてきたのは彼女がはじめてだった。

それならばとウエブサイトの開設を決め、メールで問い合わせられるようにした。これなら、もっと手軽に自分の体験を語ってもらえるはずだ。サイトが立ち上がった直後から、体験談が世界中から寄せられ、以来、ひきも切らずメールも届くようになった（いまも毎日のようにメールは送られてくる）。わたしに連絡を寄せる方の大半が相手にしているソシオパスは、簡単に避けられない相手ばかりだ。親権を争う夫や妻、辞めたくても辞めるわけにはいかない会社の上司や同僚、あるいは血を分けた家族も例外ではない。たぶんもっとも厄介な状況は、わが子がソシオパスの場合だ。

問い合わせてくる読者に男性や女性のちがいはなく、置かれた境遇も人それぞれとはいえ、いくつかの共通点がうかがえる。どの人も自分は孤立していると感じ、いささか正気を失っている。また、自分ほど体よくだまされ、好きなように相手にもてあそばれている人間はいないとも考えている。自分を操作しているその相手は、普通の人とはまったく異なる考え方の持ち主で、罪悪感や自責の念、他者を思いやることができない。

メールを送ってきたのは、そうした相手との関係を絶つことで、からくも日常生活を破綻させずにすんだ人たちだった。わたしの本を読むまで、自分が遭遇した奇妙な物語など誰も信じてくれないと思っていたが、本を読んで自分の体験に意味と言葉を授けて物語れるようになった。彼らがいま探しているものこそ、良心をもたない人たちから自分と自分の愛する者を守るための手段だった。

こうした人たちのため、また、良心をもたない人たちとの戦いから逃れられない人のために、わたしは彼らソシオパスに打ち勝つ方法について論じた本書を書いた。

ソシオパシーは〝ごく普通の人間〟として社会にひそむ

これまで一〇年以上にわたって届いた手紙の多くは、内容に応じていくつかのタイプに分けられるだろう。また、手紙だけではなく、『良心をもたない人たち』の刊行以来、メディアやプライベートで受けてきたかずかずの相談も同じタイプに分類できるものだった。

自分の子供がソシオパスだという厳しい現実に直面した場合、親はどう応じればいいのか。あるいは、仕事関係の人間がソシオパスで、しかも自分にねらいをつけていたら、具体的にどのような手段で戦えばいいのかという問題だ。親権を争う相手がソシオパスだというおぞましい状況では、どのような手段が講じられるのだろう。ソシオパスのなかには具体的な行動に訴える者もいる（ネットいじめもそのひとつである）。また、ソシオパスとナルシシスト（自己愛性パーソナリティ障害）のちがいなど、本書ではソシオパスに関するあらゆる問題について検討されている。

良心をもちあわせていない人間の多くが、〝目には見えない〟道徳上の罪を犯し、周囲の人たちの人間関係に破綻をもたらしながら、社会にまぎれ込み、罪を悟られずに生きていこうとしている（もちろん、逮捕され、刑務所に入れられるなど彼らも望んでいない）。ただ、一般に思われているような、致命的な暴力に手を出すソシオパスはごく限られている。たいていの場合、彼らは病的な虚言癖の持ち主であったり、意のままに人を操ろうとする者《マニピュレーター》で、わたしたちの日常生活に心理的な駆け引きを強引にしかけてきたり、金銭問題を引き起こしたり、あるいは勝手な主張を押しつけたりしてくる。

ただ、「家庭内暴力」というくくりでは、ソシオパスはもっとも大きな下位集団を形成している。彼らは家というプライベートな空間で、配偶者や子供、高齢の親に危害をくわえて権力欲と支配欲をさらに強化している。家庭内という事情も、彼らの正体を見えなくしている理由のひとつだ。したがって、彼らが殺人事件を起こしたときなど、その事実にわたしたちはますます困惑する。本書では殺人へといたるサイコパスの行動についても説明するとともに、こうした攻撃行動が、通常の暴力衝動に動機づけられた行動とどう異なるのか、その点についても明らかにしていく。

精神分析医は、問題解決の方法として、問題にきちんと向き合うことをすすめるが、率直に言うなら、ソシオパスがかかわっている場合、回避にまさる手段はない。凶暴であるなしにかかわらず、ソシオパスは、人間を結びつける社会の約束ごとの範囲外で生きているからだ。彼らは、ソシオパスならではの破滅を人にもたらし、いつわりのない人間関係や仕事上の関係を誰であろうと築けない。彼らの心を占めている唯一の関心が人を支配することである以上、もっとも望ましく、危険を最小限にとどめる方法は、こうした人物とはいっさいかかわらないことにつきるのだ。とはいえ、現実問題として、相手を避ける方法が常に可能だというわけではない。

本書でわたしが明らかにしていくのは、どうしても避けられないソシオパスに遭遇したときの対処法だ。お読みいただく実例は、送られてきた数多くの手紙に記されていた話をもとにしている。手紙を送ってきた人たちは、当たり前と考えていた現実が足元から崩れ去っていく様子を衝撃とともに目の当たりにした人たちであり、理屈など金輪際通用しない世界から、自分や自分が愛する人間を救い出すため、勇気をもって立ち向かった人たちである。ソシオパスはニュースでつかのま報道される訳のわからない人間でもなければ、衝撃的なドキュメンタリーの主人公でもない、現実の生々しい存在だと身をもって知ることを強いられた人たちでもある。ソシオパスは、見た目は誰とも変わらないごく普通の人間なのだ。巧妙に周囲に溶け込んでいるので、数年あるいは数十年にわたって本性を隠し続けることもできる。

実例に登場する個人のお名前や、特定できる背景はいずれも変えてあるが、お読みいただければ、良心をもたない人を相手にして首尾よく対処できた例がわかる。逆に、無慈悲なソシオパスが最後に笑うという、いたましく、恐怖さえ覚える結末で終わる例もある。ただ、どのような結果に終わろうとも、これらの実例からわかるのは、邪悪な人間に対するこれまで通りの考え方のせいで、わたしたちがどれほど彼らの本性を見誤ってきたのかという現実だ。

良心をもつ人が立ち向かうには

悪意に満ちたソシオパスの言動は、彼らの心に生じた〝空虚な穴〟のせいであり、その点がわかっていないと、日々の生活や社会生活において、彼らに対応する力はきわめて限られてしまう。それだけに、現実にもとづいた本書の事例を知っていただくことで、ソシオパスに関する新たな気づき――彼らは性格と神経心理学的側面の両面で善悪の判断能力が欠落している――が得られる。

日常生活で反社会的性向をもつ人物と向き合うとき、あるいは現代特有の人間関係をめぐる問題に直面したとき、こうした気づきは決定的な強みを人に授けてくれるはずだ。個人の平穏な生活ばかりか、わたしたちが生きる世界のためにも、ソシオパスに対するわたしたちの誤った思い込みを改め、正しい知識と行動力に根ざしたゆるぎない足場を築かなくてはならないだろう。

心の欠落を特徴とするソシオパスは、一方で周囲の人間の「心を喰い荒らす者《エモーション・イーター》」である事実をわたしたちは知っておく必要がある。相手の怒りや混乱や恐怖をあおることで、他者を支配している実感を得ようと彼らは躍起になっている。彼らは他者の負の感情を糧にしているのだ。それだけに、必要に応じて自分の感情を隠す方法に通じていることは、彼らとわたりあううえで必要不可欠な対策となる。相手に自分の感情を喰い荒らされることなく、平静を保っていなくてはならない。相手は不愉快な駆け引きをしかけてくるが、その駆け引きのルールを変えてしまう方法は本書で明らかにされている。

前著『良心をもたない人たち』で、わたしは「良心」について心理学上の新たな定義づけを試みた。当初の定義には反するが、良心とは思考の過程でもなければ、心に刻まれた一連のルールでもない。真の良心とは、命ある者（人間以外の生き物も含め）や人間の集団、時には人類全体に向けられた愛に根ざす、やむにやまれない感情だといまでは考えている。さらに前著では、他者と自分を結ぶまぎれもない心の絆《きずな》を生み出す神経系と精神機能、つまり神経心理学的な能力が備わって機能する心の働きが良心であると定義した。また、ソシオパスの特徴や、他者に対する愛着や良心の欠落という原因とともに、相手の心に深刻な傷を負わせながら、当の加害者はやましさをまったく感じていない点についても説明した。

本書では、良心があるべき部分に生じた〝空虚な穴〟の結果、思考や言動にどのような影響が現れるのか、それについてこれまで以上の理解を示していこうと考えている。ソシオパスの駆け引きにうかがえる全体的なパターンは、実例とともに繰り返し説明していこう。目の前で何度も繰り返される実例を通じて明らかにされるのは、これまで教えられたことのない、彼らの本当の姿《ピクチャー》の見抜き方にほかならない。小児性愛にふける司祭、子供の幸せが最優先されてしかるべき親権争いの場で、相手を支配しようとする別れた夫や妻、さらに高齢者や貧しき者たちから金をだまし取って日々を過ごし、自責の念とは無縁の詐欺の常習犯――そうした者たちが生きるこの世界で、わたしたちに求められているのは、彼らの手口を見抜く力なのだ。

しかし、嘘などつけない人間が、二枚舌をたくみに使い、恥を知らない狡猾なソシオパスと対等にわたりあえるのだろうか。相手は正体を隠した強敵だ。苦しむ人を見れば同情を寄せるような当たり前の人間が、そんな人間に勝てる方法などあるのだろうか。破壊的で情け容赦ない行為でも、相手は罪悪感を覚えずになんでもやってのけられる。その正体を誰かに教えようにも、計算高い偽善者は、すでに多くの人間をあざむいて信用を得ているので、どれほど率直で正直な者でもなかなか話を信じてはもらえないだろう。相手は並はずれて明晰な人間でさえ手玉にとり、時には被害者の意表を突くスリルを味わいたいためだけに他者を操ることもある。

本書の目的は、こうした疑問について、明確で具体的な回答を差し示すことであり、善悪を知る者が残忍なソシオパスを前にしても、ひるむことなくわたりあえる方法を明らかにしていく。わたしの自宅を訪ねてきた女性をはじめ、これまでにお話をうかがった多くの方たちのために、前向きで、勇気がもてる方法をお伝えしたい。誠実で思いやりを知る人なら、自分が想像する以上にはるかに大きな力を秘めているものなのだ。

相手の手口を見抜き、ソシオパスの本性を正しく理解すること、さらに肝心なのは、彼らのたくらみを阻むうえで、効果的な方法を身につけることなのだ。そうすれば、自信をもって相手の正体を見定め、力強い、賢明な方法で彼らに立ち向かっていくことができる。

相手に背中を見せてはいけない場合というものが人生にはあるのだ。

第1章 心に空いた穴――ソシオパシーを理解する

「隠すのがもっとも難しいものとは、ここにはない何かである」
――エリック・ホッファー

〝邪悪〟と呼ばれるものの正体

わたしが提案する戦略がなぜ有効なのかを理解してもらうには、まず、多くの人が信じている世界観について考えてもらわなくてはならない。逆説的で、奇妙にも思える質問だが、この世には邪悪なものなど存在しないと想像してみてほしい。

神を信じる人は、サタンや魔王、悪心や悪霊など、さまざまな名前で呼ばれているそうしたものは実在しないと想像してほしい。無宗教の人たちには、この世に邪悪なものが存在しないとしたら、そうした世界を自分はどう受け止め、人生を見る目がどう変わるのか考えてみてほしい。さらに驚かすようだが、邪悪とは実体ある存在でもなければ、狡猾な超自然の存在でもない。謎めいた力でもなければ、目には見えない精霊でもない。まして、ありきたりな人間の本性に宿る恥ずべき部分ではないとあらためて理解しなおしたと考えてみてほしい。

こうした想像をぎりぎりまで深め、邪悪な存在とは、たとえば北欧の妖精トロールのような古代神話、あるいはアメリカのビッグフットや生け贄《にえ》として村娘を求めた火山の神のように、古代の神話にすぎないと考えてみてほしいのだ。

「こんな想像にどんな意味があるの」という返事が聞こえてきそうだ。「そうした想像は現実をあまりにもわかっていない」とも言われそうだ。わたしたちが生きる世界では実際に悪事が横行し、その手口に恐ろしいほど通じた者であふれかえっているからである。邪悪とは、頭に角が生えた、悪魔のような具体的な力や目に見える存在、いわば事物として存在はしておらず、「邪悪な事件」「悪だくみ」「よこしまな言動」などと言うように、「邪悪《イーヴィル》」という言葉はものごとの性質や状態、心情を形容する概念として使われ、そうしたものとして理解されている。そして、どのようなたくらみや事件、言動が邪悪とされるのかについて、人間は共通する考えをもっている。だから、邪悪が実在しなくとも、この言葉がどんな意味で使われているのかを理解して口にしているのだ。

心理学的に言っても、「邪悪」などというものは存在しないと考えてほしい。邪悪とは人の心に侵入してくる魂などではなく、人間の脳の基部に備わる正体不明の影でもない。むしろ、邪悪とはその対極にあるものなのだ。目で観察したり、少なくとも実感できたりする形ある存在ではなく、欠落した状態こそが邪悪で、本来そこにあるべき何かが存在しない空虚な状態こそが「邪悪」なのである。

邪悪とは、心に空いたうつろな穴であり、それ以上でもそれ以下でもない。この「穴」に関する神経学については、次の第2章で説明するので、ここでは「穴」がどういうものなのかについて話を続けていこう。

ある種の行為について、わたしたちはほかの行為よりも邪悪だと考えている。たとえば、従業員の年金の掛け金を使い込むより、連続殺人やジェノサイドのほうがはるかに憎むべき犯罪だと見なしている。もちろん、このような判断は、行為がもたらす危害の程度——どれほど致命的であるのかどうか——や被害の規模にもとづいている。他人の家に押し入り、おもしろ半分で一家をいたぶる行為は邪悪だと見なされるように、罪のない何百万もの人びとを殺害する行為もきわめて邪悪だと考えられている。しかし、大量殺人という人類に対するとてつもない犯罪も、配偶者を苦しめたり、人の預金を横領したりする行為も、いずれも心に空いた同じ穴が原因で引き起こされている。

二人のジャック

まず、この穴がどのようなものなのか、それを理解することから始めよう。穴は脳の神経学的な未発達から生じたもので、その深さは計り知れない。ありがちな交通事故をめぐる二つの例から、穴の正体を考えてみよう。最初の例は、脳にこれという毀損を抱えておらず、神経学的にも異常が認められない二人の男性が当事者としてかかわった事故で、もうひとつの例は、当事者のうちの一人が、脳になにがしかの欠落を抱えている。比較しやすいように、いずれもトムとジャックという仮名で紹介する。

最初の例に登場するトムもジャックも脳に問題は抱えていない。雨の日の夜、二人は事故地点に向かって反対方向から車を走らせていた。道はすいており、ほかの車はほとんど見当たらない。つかの間、対向車の存在を忘れたトムは、車をセンターラインに寄せてしまう。そのときジャックの車が向こうから走ってきた。二人ともスピードを出していたが、あわやというところで衝突は回避できた。だが、ジャックはハンドルを切り損ね、雨であふれる側溝に車は突っ込んでしまった。

二人とも奇跡的に軽傷ですんだ。車から出てきた二人は、誰もいない、暗がりのなかで歩み寄った。トムはガタガタ震え、恐縮しきっていた。ジャックも体を震わせていたが、こちらはカンカンに怒っているせいだ。側溝に落ちた車は買ったばかりの高級車で、しかも今夜はピカピカに磨き上げ、約束していた彼女のもとに向かう途中だった。

「いったい、なんてことをするんだ。どこを見て運転していたんだ」と、ジャックはトムに向かって声を張り上げた。

家族思いのトムは、このときも早く家に帰ろうと車を飛ばしていた。罵声を浴びせられても、とにかく謝るしかない。謝り続けたトムは、手伝ってもらえるなら、二人して車を側溝から引き揚げられるかもしれないと提案した。ひと筋縄ではいかなかったが、なんとか車は引き揚げることができた。しかし、泥と濡れた雑草のせいで、二人とも着ていた服は台なしになっていた。

ジャックの怒りはもう手がつけられなかった。服はドロドロ、車からは青みがかったヘドロがしたたっている。このままなにごともなくすみそうにはない。ダッシュボードに置いている22口径のベレッタがブラックユーモアのように頭をよぎる。最近、このあたりの道路で自動車の強奪事件が起きていると聞き、護身用に買ったばかりの拳銃だ。周囲を見まわした。あたりは真っ暗で見ている者は誰もいない。やるならいまだ。車のドアを開け、ダッシュボードから拳銃を取り出し、ねらいを定めるだけでいい。相手はそれで一巻の終わりだ。

もちろん、ジャックはそんなまねはしなかった。撃ち殺したいほどの怒りだったが、そんな行為には及ばなかった。というより、ジャックにはできなかった。重要なのはこの点だ。目の前にいる見ず知らずの人間を撃ち殺すこと、自分にとって脅威ではない人間の命を奪うことは、彼の選択肢にはなかった。ジャックの脳は正常に機能しており、トムを自分と同じ人間として感じる精神構造をもっていたからである。

自分は他者と結びついているというこの強い感覚は、実は生まれつきのものであり、家族や友人を愛したり、他者への同情を育んだりする能力もこの感覚の特徴のひとつである。この感覚があるから、ジャックは、他者と自分を結びつける感情――わたしたちが「良心」と呼ぶもの――をもちあわせていた。相手を殺したいほど憎んだその瞬間、ジャックの良心は彼に向かって、「なんじ、殺すなかれ。人の命を奪うことは邪悪な行いだ」と大きな声をあげていた。

相手に銃を向けようと考えた自分にジャック自身が当惑していた。そんな自分に嫌悪さえ覚えていた。いったん怒りを収め、トムの電話番号を書きとめると車に戻った。顔をしかめ、ばちあたりな言葉を口にしながら車を走らせた。全身泥だらけで、激しい怒りは鎮まりそうにもなかったが、人殺しになることだけは免れた。

次に別の展開を見てみよう。この例に登場するトムは、先の例のトムと同じく健全な脳をもった普通の人物で、心理学上の見地からもごく平均的な精神の持ち主だ。しかし、ジャックのほうはそうではない。まったく別の人格の持ち主だ。彼の脳には自分以外の人間に共感しようというあらゆる感情が欠落しており、そのせいで彼をきわめて異常な精神の持ち主にしている。しかし、彼の異常性は周囲の人間に特定されておらず、誰もその事実には気づいていない。だが、こうした事故のような特別な状況に遭遇すると、彼の異常性ははっきりと姿を現してくる。

やはり二人とも夜の道を反対方向から車でやってきた。道はすいていた。不注意から車をセンターラインに寄せたトム、そこにジャックの車が走ってくる。間一髪で衝突は免れたが、ハンドルを切り損ねたジャックの新車はヘドロだらけの側溝に突っ込んでしまう。二人とも深刻なケガは負わなかったが、ジャックはたけりくるった。

危うく殺されそうになったばかりか、今夜のデートがだめになり、「いったい、なんてことをするんだ。どこを見て運転していたんだ」と大声で叫ぶ。トムはひたすらあやまり続け、二人で車を引き揚げたが、おかげで全身泥まみれだ。

ジャックの怒りはすでに頂点に達していた。相手を殺したいと思った。ダッシュボードからこっそり拳銃を取り出し、相手の頭を撃ち抜いたらどれほどすっきりするだろう。あたりを見まわした。車がくる気配はない。日が落ちて見通しが悪く、そのうえ霧まで出てきた。この男を殺したら車に戻って立ち去るだけでいい。逃げおおせるはずだ。遺体が発見されたところで、もつれた怨恨《えんこん》、あるいは自動車強盗のせいだと誰もが考えるだろう。

車の窓から腕を伸ばし、ダッシュボードを開けた。拳銃のグリップに指が触れる。心地いい手触りだ。このとき、彼の良心が声をあげなかったのは、先のジャックとはちがい、彼の心にはぽっかり穴が空いており、本来、そこにあるはずの、人のつながりを求める思いや良心がなかったからである。人と人とのつながりという当たり前の感情がわいてこなければ、彼の心を占めているのはこの日の夜を台なしされた怒りと、そうした状況をもたらした相手に向けられた抑えがたい殺意だった。

拳銃を取り出したジャックは、トムの眉間にねらいを定めた。不意をつかれたトムは、驚きと恐怖にかられ、身を守るように腕を掲げて「待て……」と声をあげたが、その言葉が終わらないうちに拳銃が火を吹いた。

何が起きたのか信じられないように、大きく目を見開いたままのトムは崩れ落ちていった。広がり出した血だまりに、雨のしぶきがあがる。ジャックは激しい快感を覚えていた。見知らぬ人間の遺体を残したまま、車に乗り込んでその場をあとにする。しばらく走り続けたが、ジャックの顔にはまだ笑いが浮かんでいた。

ソシオパスがひた隠しにする本性

二例目のジャックには、脳に生まれつき微妙な欠落があり、そのせいで彼の感情生活にはぽっかり大きな穴が空いている。彼はソシオパスであり、大半のソシオパスがそうであるように、彼のこうした心の状態は人の目に映らない。それどころか、彼の正体にうすうす感づいた者は命さえ奪われてしまう場合もある。ソシオパスとの争いのすべてが誰かの死で終わるわけではないが、彼らが秘密にしておきたいのは、良心の有無ではなく、とにかく自分の正体が人に悟られることなのだ。この事実を理解しておくことはなにより重要である。

それらしい感情を示さなくてはならない場面では、ジャックは当たり前の人間のようにふるまえたが、対人感情が占めているはずの心の領域にはうつろな空間が広がっている。人を愛することはもちろん、そもそも彼には他者とのあいだで温かい感情の交換ができない。その現実を知れば、ジャックを知るほぼ全員が呆然とするはずだ。友人がいる振りは完璧にこなせても、本当の友人だと言える者は一人もおらず、周囲の人間に対して、心からの同情を向けることさえない。

自分の家族さえ愛せず、その身を案じもしないが、口では愛していると言い張る。つきあっている相手がいても、相手との絆にはまったく関心などなく、かりに結婚していたにせよ、愛情では結ばれておらず、おそらく一方的な関係におちいり、結婚生活はほぼまちがいなく短い期間で終わる。配偶者になんらかの価値を認めているなら、それは自分の所有物だと相手を見なしているからだ。その相手を失っても心の底から悲しめず、それどころか怒りを募らせていく。子供が生まれて父親になっても、自分の子供さえかわいがれない。

肉親への愛情の欠落こそ、ソシオパスであることの深刻な問題であり、恐ろしさでもある。将来生まれてくる自分の子供さえ愛せない人間が、道ばたで命ごいする赤の他人や、その人物にも子供がいるかもしれない現実に思いをめぐらせ、同情はもちろん、なにがしかの関心を示すことなどあるのだろうか。あるわけがない。まして、相手は自分を事故に巻き込んだいまいましい張本人なのだ。

良心とは、正常な人間を結ぶ絆（家族愛や友情、思いやりや愛着、感謝などの思い）をなしている温かな感情を基礎にしている。こうした感情がなければ、良心はそもそも存在しない。健全な感情をもつ人たちの生活には、常に良心がともなっている。冷蔵庫に残っていた最後のオレンジジュースを勝手に飲み干したとき、あるいはソファのすき間に落ちていた一〇ドル札をこっそり自分のものにしたり、心ないひと言で誰かの気分を損ねたりしたときなど、その程度のささいで身勝手な行為でも、ほとんどの人は気がとがめる。

それだけに、ジャックの身の毛もよだつ行為が際立つ。彼は罪の意識をまったく感じないまま人の命を奪い、殺される相手に子供がいるかもしれないという現実に気づけなかった。心に空いた穴のせいで、想像を絶する残酷な行為をためらいなくやってのけた。当たり前の人間性があれば、ジャックもこんな行為には及ばなかったはずだ。人を殺そうと考えただけで良心は非難の声をあげ、それでも犯行に及ぶなら、良心は罪をとがめ、その後の彼の人生は呵責《かしゃく》の思いでさいなまれる。良心があれば、悪魔でさえ彼にはそんなまねをさせられなかった。にもかかわらず、ジャックが人の命を奪えたのは、ひとえに彼の精神に生じていた心理学上や神経心理学上のうつろな穴のせいであり、そもそも彼には人との絆を結ぶ能力が欠落していた。

危険に満ちた夜の公道だけでなく、わたしたちはさまざまな状況のもとで見知らぬ人たちと出会っている。その際、わたしたちは人と人とのつながりと良心を頼りにして相手の態度を和らげようと試みる。たいていの場合、その期待は無駄に終わりはしない。

人は誰しも「なんじ、殺すなかれ」という最低限の戒めを守っていると考えられているからだ。大半の大人は、幼い子供に優しく接するものだと見なされている。誰もが約束を果たすという考えを当たり前のように受け入れ、その約束が「契約」という公的なものになればなおさらだと考えている。わたしたちは銀行を信じ、証券会社の営業マンや投資顧問が自分の財産を使い込まないと信じている。つけ込まれたりしないと信じているから、家族や親友に自分の秘密を打ち明けられる。

そもそもアメリカの司法制度そのものが、神を前にしていつわりは述べないと誓った以上、人間は嘘など口にしないという考えのもとに成り立っている。驚くべきことにわたしたちが生きる二十一世紀の社会は、ますます自己申告制度《ホーマーシステム》に依存して営まれるようになり、道徳的な規範や良心、人と人とのつながりの意識をもちあわせていない人物に関係すると、大きなトラブルに巻き込まれることも珍しくはない。そうした人物は人気のない夜の道路だけでなく、会社の役員室や法廷、あるいは家庭にもいるかもしれず、人間関係の弱みにつけ込まれてしまえば、不意を突かれて、どのような苦境におとしいれられるかわかったものではない。

こうした者に対して、多くの人たちは常に当惑してきた。とりわけ、嫌悪をもよおす行為を耳にしたときなど、「理解できない」と口にして「どうすれば、そんなまねができるの。鏡の前に立ち、自分を正視したことはないの」と問いかけてきた。だが、加害者にすれば鏡に映った自分にはまったく問題はない。なぜなら、自分を省みようにも、耐えがたい罪の思いや恥を感じさせる心の仕組みを彼らはもちあわせていないからだ。

ジャックのような、命まで奪うソシオパスと遭遇する例はきわめてまれだ。とはいえ、彼らとかかわれば、ほぼかならずと言っていいほどなんらかの危害が身に及んでくる。相手の本性に気づいていようがいまいが、ソシオパスと関係をもつことは危険であり、とくに出会ったばかりのころは、相手の正体にはまず気づきようがない。

ジャックが事件当日に会う予定だった女性も、おそらく、彼がどのような精神の持ち主なのか気づいていなかったはずだ。トムがそうだったように、彼女もまたジャックを怒らせ、しかも罪を犯してもジャックが逃げおおせるような状況なら、いずれ彼女も命を奪われるかもしれない。もちろん、犯行が露見し、罰せられるとわかれば、ソシオパスも衝動は抑えられる。しかし、彼女がジャックと親しくつきあうようになれば、やがて彼女は全面的に支配されていくだろう。そうでないにしても、精神的にいたぶられ、あるいは金銭問題や別の形で窮地に追い込まれてしまうのはほぼまちがいない。

財産や利用できそうな社会的地位、著名人とのコネなど、ほかにも関心をそそるものがあれば、それを自分のものにする方法をジャックはなんとしてでも見つけるはずだ。だが、たいていの場合、楽しいからという理由で、ジャックは彼女を支配し続け、好きなように相手を操作しようとする。ジャックとの関係が深まるにつれ、彼女の日常はさらに深刻なダメージを負っていく。

しかし、ソシオパスと出会った人の多くがそうであるように、このような状況におちいると彼女も自分の判断や正気を疑うようになっていく。心の底ではジャックには良心がないことに唖然とはするが、明らかな事実に気づいていながら、その事実を受け入れることがますますできなくなっていく。

ソシオパスを定義づけるもの

「ソシオパシー」という考え自体は決して新しいものではない。良心をもちあわせていない心の状態は、少なくとも二世紀前から人間の挙動を観察する世界中の研究者によって説かれて、「妄想なき狂気《マニー・サンズ・デリール》」「悖徳狂《はいとくきょう》」「道徳的白痴」「精神病質的劣性」「精神病質《サイコパシー》」「社会病質《ソシオパシー》」など、さまざまな名前で呼ばれてきた。

本書ではこれ以降、「ソシオパシー」あるいは「反社会性パーソナリティ障害」（ASPD）「社会病質」という言葉を用いていくが、ソシオパシーという用語と、「サイコパシー」を含めたほかの呼び名とのあいだには明確な定義が確立されているわけではない。「サイコパス」は暴力的で、「ソシオパス」はそうではないと一般には考えられているが、こうした定義も正確ではない。サイコパスもソシオパスも同じ意味でよく使われているのだ。いずれも良心が欠如した個人であり、そうした者のなかには暴力的な傾向をもつ者がいれば、そうでない者がいる。

罪の意識とは無縁であることを主な特徴とする精神疾患は、近代的な精神医学によってはじめて人格障害として定義づけられた。一八一二年、「アメリカの精神医学の父」として知られるペンシルベニア大学教授のベンジャミン・ラッシュは、彼が「道徳性の倒錯」と呼んだ症状を示していると思われる人物について記録している。一九九四年には、「他者の権利を無視したり、侵害したりするなどのパターンが一貫してうかがえる」という、ラッシュが記した「道徳性の倒錯」に類似する特性が『精神疾患の診断・統計マニュアル第四版』（『DSM-4』）――精神障害の診断基準を示すバイブルと呼ばれる[1]――によって、「反社会性人格障害」という、散文的な診断名で分類されるようになった。

二〇一三年刊行の最新版『精神疾患の診断・統計マニュアル第五版』（『DSM−5』）では、反社会性パーソナリティ障害*は、「社会的規範に適合しない、虚偽性、衝動性、犯罪性、良心の呵責の欠如などの広範な様式を特徴としており」、次にあげた七つの「病理的な人格的特徴」のうち、三つ（またはそれ以上）の症状がうかがえる場合、反社会性パーソナリティ障害だと診断される。

(1)操作性 他者に影響を与えたり、もしくは他者を操作したりするために頻繁に策略を用いる。人を誘惑したり、魅了したり、あるいは快活にふるまったり、相手に取り入ったりすることで目的を遂げる。

(2)虚偽性 不誠実で、人をあざむこうとする。偽名を使う。自分に関連する話を粉飾したり、でっちあげたりする。

(3)冷淡 他者の感情や直面している問題に対する関心が欠如している。他者に対する

*訳註 『DSM−5』以降、日本語版では「反社会性人格障害」からこの名称に変わっている。

自分の言動が、どのような影響や弊害をもたらしているのかについて、罪の意識や良心の呵責を感じることができない。他者に対して攻撃的で極度に残酷。

(4)敵意　執拗で頻繁な怒りの感情。ささいな軽視や侮辱に対してすぐに怒りをあらわにする。卑劣で不快な言動、あるいは報復的な行動を示す。

(5)無責任　経済的な義務、その他の義務や責任を果たさず、あるいは重んじられない。規則や約束を軽視し、最後までやり遂げられない。

(6)衝動性　刺激に対してその場の思いつきで反応する。無計画なまま状況に応じて行動して、結果について考えが及ばない。計画を立てても、それにしたがえない。

(7)安全を省みない　必要がないにもかかわらず、結果など気にせず、自分に危害が及ぶかもしれない行為を行う。退屈しやすい傾向があり、それをまぎらわすために軽率な行動に出る。自分の限界を知らず、身にふりかかる現実の危険性を認めようとしない。

このような診断の定義を定めた研究者たちは、臨床医の診断による心の状態や感情より、患者に直接うかがえる言動から診断をくだそうと試みている。こうした立場に立つのは、ひとつには『精神疾患の診断・統計マニュアル』では「良心」が定義づけられておらず、倫理の問題にかかわる見解は、精神医学の用語の範疇ではないと見なされているからだ。そのかわり、他者に対して「冷たい」とか、人を「だます」などという挙動に現れる具体的な特徴や、はっきりと目に見える特徴にもとづいて診断している。

捏造される〝魅力的な人物〟

ソシオパスは口がうまいうえに、一見すると魅力的な人物であることが多く、そのせいで彼らの虚偽性（不誠実で人をあざむこうとする特徴）はますます見分けがつかなくなる場合が多い。こうした特徴のおかげで、彼らはある種のカリスマとしてのオーラさえ帯び、人びとを魅了し、まわりにいる普通の人間に比べてはるかに興味をそそる人物として人の目に映る。彼らは、ほかの誰よりものびのびとしており、熱血漢でありながら単純ではなく、人を引きつけ、目が離せないという印象を与えずにはおかない。

「アイソプラクシズム」はソシオパスが頻繁に用いている手口で、普通の人でも気づかないまま行っているケースもある。心理学でいう「ミラー効果」のことで、相手の身ぶりやしぐさ、声の調子や強弱、比喩の使い方や顔の表情、さらに呼吸のペースまで反射的にまねることをいう。こうした反応は、親しい友人や恋人のあいだ、異性の関心をひくときにも無意識に行われている。たいていの場合、いずれの側も〈まねている－されている〉事実に気づいてはいないが、健全的な人間関係が築かれていれば、アイソプラクシズムによってたがいの信頼感は深まり、距離感はさらに縮まっていく傾向が認められる。

しかし、ソシオパスは、相手をあざむき、不健全な関係におとしいれるため、意図してそのようにふるまい、相手との信頼感を深めていく。そうしているあいだも、臆面もなく被害者をもちあげ、相手の興味や関心に感じ入ったふりをする。また、自分自身について吹聴することで自分のカリスマ性を高め、相手をとりこにする場合もある（「いつの日か、世界は自分が特別な存在だと気づく」「自分は、余人をもってかえがたい人間だ」など）。冷静な第三者がそばで聞いていれば、なんとも奇矯な大言壮語で、思わず吹き出してしまう話でしかない。

興奮や刺激に対する彼らの欲求は、一般のレベルをはるかに超えており、刺激に対する慢性の欲求不満が高じて、リスクをともなう行為に進んで手を染める場合も少なくない。「ハリケーンで大荒れの海に行こう」「この株は大化《おおば》けしそうだから、全財産を残らず賭けてみよう。天井知らずで値上がりしていくはずだ」「部長の結婚パーティーを台なしにしてやろう。彼女がどんな顔をするのか見ものだ」など、命に直接かかわる危険ばかりか、社会で生活を営むうえでも破綻をもたらすかもしれない、強烈なリスクにあえて手を出そうとする。

用心深く毎日を過ごしてきた者の目には、はじめこそ彼らのこうした挑戦は大胆で魅力的だと映る。やがてソシオパスは、ほかの人間を巻き込もうと誘ってくる。しかし、良心をもつ知人がどんな損害を負おうが、その結果についての責任はいっさい負おうとしない。

ソシオパスは、病的なほど嘘つきで悪知恵が働き、恋人や親友との関係に寄生していることで知られている。彼らの酷薄ぶりはとくによく知られ、彼らがなんと言おうが、他者に対する愛情や誠実さをみじんも感じさせず、たとえ感じさせてもつかの間にすぎない。その冷淡さには圧倒されるしかないだろう。

他人を冷酷に支配する行為や、場合によっては違法行為を問い詰められると、彼らは一変して見せかけの涙を流し、むしろ傷つけられ、ダメージを負ったのは自分のほうだと話をたくみにすり替えていく。前著でわたしは、同情や共感をかきたてることで、相手をコントロールする「ピティプレイ」というソシオパスの挙動について説明した。被害者の同情《ピティ》を引く《プレイ》こうした「泣き落とし」作戦は、彼らの正体を見抜くことに不慣れな人にとって、相手がソシオパシーを病んでいると見抜ける唯一の兆候となる場合が少なくない。

この兆候は、卑劣きわまりない策略がばれ、ソシオパスが身の潔白をしつこく訴えたものの、それがまったくの無駄だとわかったときによく見られる。彼らは一転して、自分は傷ついている、激しく落ち込んでいる、心の底から悔やんでいるとか、あるいは病気なのだと言い張る。

正体が見抜かれたときに、彼らが用いる典型的な弁解のパターンで、①無実の主張(「どうすれば、そんなまねができるのか」)に続いて、②ピティプレイ(「最近は死ぬことばかり考えている。そんな非難を受けるくらいならいっそ死んだほうがましだ」)を演じる。真実をごまかし、ピティプレイでも逃げきれない場合、③最後は一転して手がつけられないほどの激しい怒りを示すが、それでも執拗に問い詰められると、場合によっては、暴力を使って相手を脅しにかかることもある。

ただ、以上のようなソシオパス特有の兆候は知っていても、一人ひとりのソシオパスは、わたしたちには見えない存在のままであることが多い。良心の欠落で生じた心の深淵がどれほど深いのかがわからなければ、ソシオパスの理解はもちろん、彼らの正体は見抜けない。目の前にいる相手は言うまでもなく、さらに恐ろしいのは、自分のかたわらで眠っている相手がサイコパスかもしれないのだ。人は誰しも良心をもっているると、わたしたちは心のどこかで信じている。だが、この思い込みにソシオパスに対する無知と無理解が結びつけば、良心をもたない人たちと実際にかかわったとき、わたしたちは絶望的な状況に置かれてしまう。

しかも、ソシオパスの大半は見た目では判断できないので、彼らの正体を見抜くのはますます難しくなる。カルト教団を率いたチャールズ・マンソンのような、いかにもな風貌をした者などおらず、彼らの顔立ちは恐ろしくもなければ、まがまがしくもない。外見からでは、常軌を逸した心の持ち主だとはわからない。暗闇の隅にひそんでいるわけでもないし、口角泡を飛ばしながら、威嚇的な声で話すわけでもない。大半のソシオパスは、見た目も話し方も普通の人たちとまったく変わらない。

教育程度や知性、才能の有無もそれぞれで、その点でも一般の人とまったく同じだ。最低賃金で働く労働者もいれば、優れた才能に恵まれた専門家や政治家、さらにその中間の階層にいるあらゆる人びとのなかにソシオパスがいる。生活保護の受給者からその福祉政策を立案する者にいたるまでソシオパスは存在している。工場の労働者と経営者、生徒と教師はもちろん、芸術家にも、医者にも、法律家にも、経営者にも、人びとが社会生活を営むうえで遭遇する、ありとあらゆる種類の人間のなかに彼らはひそんでいる。彼らの多くは、わたしたちと同じ見た目をしており、まったく同じような生活を送っている。そして、人に危害を加えておきながら、大半のソシオパスは、警察に追われることもなく、裁判にかけられて刑に服することもない。

司法の目さえあざむく

ソシオパスの正体についてさらに誤解されているのは、「道徳的な狂気」を抱えている彼らはためらわずに人を殺すのではないかという点だ。たしかに、あらゆるやり方で他者を支配し、操作して破滅に追い込もうとするが、致命的な暴力にエスカレートする例はめったにない。殺害を動機としているソシオパスはごく少数派だ。

彼らの多くは、普通の人たちと同じように、投獄や死刑の宣告など望んでおらず、そんな状況に追い込まれないように注意している。恋人を破産に追い込んだり、同僚の経歴を台なしにしたり、あるいは、無防備な人の心に生々しい傷を刻みつけることに比べれば、殺人の場合、犯行が発覚する公算ははるかに高く、厳しい断罪から免れるのも難しい。罪悪感がないので、行動を制限する心の仕組みはもちあわせていないが、彼らは彼らで抜け目なく計算している。取り巻く状況が厳しければ、氷のような冷静さで自分の行動をコントロールできるし、実際、そうやって手際よく当局の目から逃れてきたのも一度や二度のことではない。

通常、ソシオパスが直接的な暴力に及ぶのは、社会の目から隠れて行える家庭内においてだ。兄弟や高齢の家族、子供や配偶者に虐待を繰り返している者には、反社会病質の持ち主がもっとも多く認められる。彼らのこうした傾向は、『精神疾患の診断・統計マニュアル』において、「良心の呵責の欠如」として記述されており、それだからこそ他人を傷つけたり、いじめたりするなどの行為に及べるのだ。家庭内暴力は起訴されても立証が難しく、そもそも起訴されるケースがまれなので、ソシオパスにとってはブレーキもかかりにくい。

刑務所はソシオパスであふれていると思われがちだが、これも事実とは異なる。それどころか、犯した行為で逮捕・投獄されたソシオパスの例はむしろ珍しいくらいだ。ソシオパス（と彼らの被害者）について調査を進める研究者は、現在の法律体系では彼らの犯行を漏れなく捕捉することはできない現実を突き止めた。アメリカの刑務所に収監されている者のうち、ソシオパスは平均でわずか二〇パーセントにすぎない。(2)さらに言うなら、この二〇パーセントには常習犯がかなりの数を占めており、(3)しかも犯行の半数以上が重罪（強要、凶器を使った強盗、誘拐、凄惨をきわめた殺人）で、そのなかには国事犯やスパイ行為、テロ行為などの国家に対する犯罪も含まれている。

それにもかかわらず、全米の刑務所でソシオパスが占める割合は一〇人に二人でしかない。法律を犯して発覚しても、彼らはいつわりの感情を装うことで、裁判官や仮釈放委員会をあざむき、(4)意のままに相手を操作できるのだ。ブリティッシュ・コロンビア大学の心理学教授スティーヴン・ポーターは、彼らのこうした能力を「アカデミー賞ものの演技」[5]と評している。教授の研究によると、ソシオパスの受刑者は、比較的すみやかに更生プログラムを終了し、非ソシオパスの受刑者に比べ、倍のケースで早期の釈放が認められているという。

目から鼻に抜ける頭脳に恵まれたソシオパスほど人をよくだまし、相手を支配する能力に優れた人間はいない。しかも、外見はほかの人たちとまったく同じだ。彼らの被害者となった無数の人たちに、だまされているとその前に考えたことはなかったのかと尋ねたが、ほぼ全員が同じ答えを口にしていた。はじめのうちは、非常に魅力的な人物で、自分の話を熱心に聞いてくれ、とても気前のいい人物だと思っていた。被害を受けてようやく相手の正体に気づいたが、その後も多くの人がそうした状態を受け入れていた。

刑務所の統計を調査したカナダのブリティッシュ・コロンビア大学のロバート・ヘア教授は、サイコパスを識別するサイコパシーチェックリスト（改訂版は「PCL-R」）を考案した。このリストは、精神病質を診断する標準ツールとして、世界中の研究者や臨床医によって使われている。ヘアは彼の被験者について次のような忌憚のない意見を述べている。「誰もがあざむかれ、操作され、言いくるめられ、ただ呆然としている。専門家も例外ではない。賢いサイコパスなら、人を選ばず相手を心からうっとりさせる言葉を奏でられる。（略）結局、彼らに対する最善の防御策とは、人を食い物にする捕食者の本当の姿を知ることにつきる」
だが、彼らが本気になって人をもてあそべば、その仮面は決して見抜けず、被害者は自分が支配され、コントロールされている事実にも気づかない。

　ほとんどの人は慎ましい毎日を生きている。いちばんの願いは、苦しみとはできるだけ無縁の、心穏やかな日々を過ごすことであり、自分と家族の面倒を見て、子供たちにも同じような生活を送れる機会に恵まれるように育てようとしている。自分本位にふるまう場合も時にはあるとはいえ、愛する者の幸せのために倦《う》むことなく、身を粉《こ》にして働いて毎日を過ごし、仕事や日々の生活を通じて生きる意味を実感している。生きることは、気晴らしのゲームではないと心の底から考えている。多くの人たちにとって、生きることは真摯に向き合うべき営みで、その最大の見返りは他者の愛であり、人との結びつきだ。

　だが、人を愛せない人間がこの世にはいる。人みなすべてが良心をもっているわけでもない。それどころか、良心をもたない人たちという限られた少数派は、人に苦しみをもたらし、苦しみにあえぐ相手の姿を楽しんでいる。そんな現実を知れば、たいていの者は途方に暮れるばかりか、恐怖さえ覚えてくる。

抜き差しならない関係

良心を育む能力は明らかに生まれつきのものであり、それは変えようがない。この能力がないため、同情を求める他者の声（あるいは相手に説明を求める声）や神への恐れ、道徳上のルールが理解できないばかりか、法律さえ守れない。動かしがたいこの事実について、わたしたちは長いあいだ目を向けようともせず、理解することさえ避けてきた。そのせいで、ソシオパスの問題が社会に人知れずはびこるのを許してしまったばかりか、邪悪は人間の心の外に存在すると思い込もうとしてきた。

だが、ソシオパスの理解は、ある問いを立ててみると明快な気づきが得られる。その問いとは、一見するとまったく別のタイプの良心が欠落した者でありながら、両者に共通しているのは何かという問いだ。

ニセの投資話をもちかけて人から金を巻き上げる詐欺師と、身の毛がよだつ連続殺人の犯人に共通する点は何か。彼らと札つきの悪人と、わたしたちが暮らす社会で、事件として報じられることもなく、正常な人間として認められている無数のソシオパス――あるいは、傍若無人な同僚や家庭の暴君とどこが似ているのだろうか、その点を比べてみるのだ。

すでに気づいているはずだ。その答えは、氷のような冷酷さと、人間性とはほど遠い虚無である。一見すると、彼らはまったく異なるタイプの人間だが、次の第2章ではそうしたちがいにまどわされることなく、このような精神病質を抱えていることが、どのような影響を彼らにもたらしているのか、それについて心理学的な解剖を具体的に試みている。

「邪悪」が心理学や神経心理学上の欠落であるという理解が深まると、人間に対する理解の枠組みが一変するかもしれない。ソシオパシーという病質が見抜けなかったばかりに、被害者は隙だらけのまま、相手を恐れるしかなかった。だが、現実の世界において精神病質特有の欠落がどう現れるかその実態を知れば、非情な人間に対処する見通しが身に備わる。狼狽や怒り、通説にまどわされることなく、理性と人間としての威厳を保ちながら、しかも効果的な方法で彼らに向き合えるのだ。

次の第2章から第5章では、次の四つのパターンに準じてソシオパスについて説明しよう。

(1)自分の子供がソシオパスの場合
(2)職場の同僚、もしくは仕事先の関係者がソシオパスの場合
(3)親権をめぐって法廷で係争中の元配偶者がソシオパスの場合
(4)身体的な虐待、あるいはネット上で執拗に攻撃を繰り返してくる者がソシオパスの場合

以上の分類にしたがって章を進め、第6章ではソシオパスから自分を守るうえでかなめとなる一〇のガイドラインを記している。

だが、ソシオパスと対決する際、とりわけ重要でありながらしかも難しいのは、ロバート・ヘア教授が説く「ソシオパスに勝つには〝捕食者〟の本当の姿を知らなければならない」という原則だ。したがって以下のページでは、彼らソシオパスの本性について明晰な理解が得られるように説明していく。そうすることで、彼らから自身を守れるようになり、新たな視点にもとづいて、良心をもたない人たちを見抜く必要が満たせるだろうし、自分の正気を疑い、一人取り残された思いも軽減される。

次の第2章で扱うのは、「邪悪」をめぐるこれまでの発想、また善人と悪人という人間観、おそらく人間そのものに対する考えを根底から変える問題だ。心に虚無《エンプティ》を抱えた子供と格闘する愛情あふれる両親の物語であり、何世紀も昔から受け継がれてきた人間性をめぐる考えとはうらはらに、人を愛する能力を先天的にもちあわせていない子供の物語である。

他人はもちろん、自分の親さえ愛せない子供を育てなければならないとき、そうした子供に道徳や倫理を教えるため、親としては何ができるのだろう。自分の子供がソシオパスであるという現実の重さを理解し、幼い子供の姿をしたソシオパスという物議を醸しそうな問題から洞察を得るため、次に紹介する話を読んでもらいたい。

少年の名前はサイラス、話は二〇一二年、大西洋沿岸を縦断して、ニューヨーク州を直撃した超大型ハリケーン「サンディ」が通りすぎた日の早朝に始まる。

第2章　自分の血を引くソシオパス——良心をもたない子供たち

「自分が生んだいとおしい長男が、とてつもない怪物だとはどうしても信じられないのです」

——テネシー州に住む母親

「自分の親が泣いている姿をうれしそうに見ているこの幼い娘は、いったい何者なのだろう」

——トロントに住む父親

死体を探す少年

史上最大級の嵐がスタッテン島に向かっているというのに、母親は避難所に逃げようともしない。一一歳のサイラスは、そんな母親はバカだと思った。サイラスはこの非常事態にわくわくしていた。とてつもない事件が起きて、退屈なんて吹き飛んでしまう。明かりが消えた真っ暗な部屋、散らかったベッドでサイラスはひと晩中眠らずに大嵐の音に耳を澄ました。

島の観光名所ミッドランドビーチは家からわずか一マイルしか離れていない。海鳴りや風が巨大な貨物列車のような音を立てて家に突進してくる。さっきから家の壁が震えている。風が吹きつのっていくたびに、家はさらに激しく揺れ、そのたびにサイラスは「いいぞ、いいぞ」と声をあげた。どんどん近づいてきた嵐のせいで、近所の人はみんな死んでしまったかもしれない。これほど興奮することはなかった。

用心のため、母親が窓に貼っておいた粘着テープのすき間から夜明けの薄日がきざしたころ、いよいよ決行だとサイラスは決心した。家に残っていた近所の人がおそるおそる外に出てくる前に、できるだけ早く出発しなくてはならない。救助隊も間もなく総出で海岸にやってくるだろう。計画はひと晩かけて練り上げた。長靴をはいて、フードつきの黄色のライフジャケットを着込んだら、シンクの下に置いてある黒くて大きなごみ袋も一枚持っていこう。

キッチンに行くには、母親の寝室の前を通らなくてはならないが、寝室のドアは閉まっていた。かりに見つかっても、引きとめられはしないはずだ。母親はずいぶん前からあれこれ言わなくなり、いまではサイラスの勝手にさせていた。サイラスもやりたい放題で、好き勝手にやってきた。

避難所に行かず家にとどまったのは、近所の人たちの前でサイラスが何か「恥さらしなまね」をしでかすのを母親が恐れていたからだ。サイラスもそれには気づいていた。母親を怒らせようと思えば手もなくできたが、いまではわざわざそんなことをする気にもなれない。父親は二年前に家を出ている。サイラスが原因だった。

母親は眠っていなかった。廊下の足音が聞こえなくなってから、寝室のドアを開け、しばらく不安げに耳を澄ますと、足音をしのばせてキッチンに向かった。右手の指先を壁に沿わせて進んでいく様子は、そうやっていなければ倒れてしまうようにも見えた。キッチンにたどり着いたとき、サイラスはシンクの下に置かれた箱からごみ袋を取り出そうとしていた。

「何をやっているの」

「うるさいな」

サイラスは、ごみ袋をライフジャケットのポケットに押し込み、母親のほうを見向きもせず、雨に濡れたキッチンの引き戸を開けて家から出ていった。「危ない」と母親は思ったが、努めて考えないようにした。しかし、やはりできない。「あの子が二度と帰ってこないとしたら、わたしは心から悲しむだろうか」。なんと答えていいのか自分でもよくわからない。罪悪感で胸が締めつけられた。ほとんど毎日のようにやましさと恥ずかしさにさいなまれ、最後にひと息つけたのがいつだったのか、そんなことさえ思い出せなくなっていた。

裏庭の階段を降りたサイラスは、水たまりにつかりながら前庭のほうにまわった。

家の前は沼のようになっていた。風雨のピークは過ぎていたが、底光りした灰色の空はぞくぞくする不気味さをたたえている。真っ先に気づいたのは、家が間一髪のところで難を逃れていたことだった。表通りに建つ家のほとんどが、なにがしかの被害を受けていた。屋根が丸ごと吹き飛ばされた家もある。首をはねられたみたいだ。「すごい」とサイラスの口から声が漏れた。

ジャケットのフードをかぶって通りに出た。水浸しになった通りのほうが歩きやすい。海岸に続く交差点に向かって歩いていった。交差点の中央は水をかぶっておらず、アスファルトを青と赤の色をしたカニが一匹歩いている。ひどく場違いな感じだ。立ち止まり、長靴のつま先でカニをひっくり返した。どんな反応をするのだろう。カニはくすんだ色の脇腹を見せたまま、片方のはさみを無駄に振りまわし続けている。カニの真上に長靴のかかとを載せた。そのままクシャという音がするまで踏み続けた。

ふたたび海岸に向かって歩いていった。この地区にある遊園地までできたときだ。ブランコの前に一艘のボートが漂っている。まちがいなく海から流れてきたボートだ。その光景にサイラスは声をあげて笑い続けた。遊園地の周辺は爆弾が落ちたような光景に変わっていた。どの家も基礎の骨組みしか残っていない。どこから手をつけていいのかサイラスも迷った――そうだ、死体はどこだ――と考えていると、へし折れた柱を残したすぐ近くの家の残骸にまじって、一瞬、真っ赤な色をした何かが目にとまった。

家を支えていた基礎部分のコンクリートのいたるところから、ちぎれた鉄筋やケーブルが突き出ている。それらを避けて乗り越えた長方形に区切られた空間は、昨日まで人が暮らして家財が置かれていた場所だ。水はサイラスのくるぶしまであったが、ほかの場所はどれくらい深いのかわからない。真っ赤な何かは、床板の切れ端にはさまっていた。人気キャラクターのぬいぐるみだった。床板から引き抜いて、水に濡れたぬいぐるみをしばらく確かめてから、持ってきたごみ袋に入れることにした。お目当ての現金ではなかったが、これはこれでよかった。

さらに海岸沿いの地区に向かっていくと、風に吹き飛ばされもせず、外壁を残した家が数軒建っていた。そのうちの一軒は、真ん中を何かで断ち切られたような被害を受け、家の右半分だけが傾いている。裂け目には破片が残っていたが、一一歳の子供の体なら潜り込めそうなすき間が空いている。家の左側の内部には家財が散乱して、水に濡れていたが、部屋の壁は驚くことに傷ひとつなかった。家の住民はハリケーンが直撃する前に避難していたようだ。死体は見当たらなかった。

何かおもしろそうなものはないかと家のなかを調べた。寝室にあったキラキラ光るネックレス三個と指輪を袋に入れたが、あとはこれといって金目のものはない。電気製品はどれも水をかぶっていた。食器棚を探っていると、手つかずのオレオが見つかったのでこれも袋に入れた。引き出しを開けると紙袋が入っていた。水はかぶっていない。紙袋には写真が入っており、小さな男の子の誕生パーティーが写っていた。どうやらこの家で開いたパーティーのようだ。避難先から戻ってきたとき、写真が無事だったと知れば、パパもママも大喜びするはずだ。サイラスはにやりと笑うと、床の中央のたまっていた泥水のなかに写真を投げ入れた。

救助隊や警官が集まってくるまでには、もう一軒ぐらい見込みがありそうな家を探せそうだと考えてこの家をあとにした。あまり遠くに行かないうちに、もっと大きな、望み通りの家があった。周囲にめぐらされていたポーチが倒れ込んでいる。傾きかけたポーチと家の前壁のあいだには大きな溝ができていたので、家に入るには、あいだに板を差しかけ、その上を渡るしかない。足元はおぼつかなかったが、なんとか渡りおおせた。

今度はキッチンから調べた。テーブルには懐中電灯とロウソクの箱が置かれている。昨夜、嵐の最中も誰かが家に残っていたにちがいない。誰にしろ、ここに座って灯りがもどるのを待っていたのだろう。この家のなかにいるかもしれない。

「おーい。誰かいないのか」と呼びかけた。

返事はない。

家に残ったあの頑固な母親が、嵐に備えて何をやっていただろう。窓ガラスに粘着テープを貼ってから、懐中電灯を用意すると――そう、地下室に降りてガスの元栓を止めた。サイラスはキッチンを見まわした。ドアが空いている。その向こうに下に向かう階段が見える。懐中電灯を手にして階下に降りていった。電灯に照らされ、下のほうで何かが光っている。水だ。地下室には水が入り込んでいた。深さはサイラスの腰まである。

懐中電灯であたりを照らした。それはサイラスのすぐそこに浮いていた。死体だ。顔を下にしたまま浮いている。髪の毛が白い――たぶん、役立たずの年寄りだろう。洪水になるとまで考えていなかったな――水をかきわけて死体に近寄ると、サイラスは手を伸ばしてズボンのポケットを探った。何もない。別のポケットに手を伸ばした。にらんだ通り、財布が入っていた。ポケットから抜き取り、懐中電灯をかざして中味を確かめた。水で貼りついた写真とクレジットカード、それに百ドル札が二枚入っていた――やった《ビンゴ》ね。

もうしばらくここにいて、水に浮かぶ死体を見ていたかったが、そんな余裕もなさそうだ。もう一度まじまじと見つめてから、階段を上がってごみ袋を置いておいたキッチンに戻った。水に濡れた財布を袋のなかに無造作に投げ込むと、ほかの部屋も急いで調べた。これといってめぼしいものはない。本ばかりだ。立ち去ろうとしたとき、CDが積まれているのが目にとまった。いちばん上のCDのジャケットには「ヨーヨー・マ」と書いてある。おかしなタイトルと思ったが、ほかのものといっしょに袋に放り込むと、儀式めいた仰々しいしぐさで袋の口をひもで閉じた。

家の外では懐中電灯の光がゆきかい、水のなかを動きまわっている者がいた。絶対に捕まりたくはなかった。それに、お腹も空き、濡れて体も冷えていたので、フードを目深に被り直してから急いで家に戻った。家についたとき、母親は寝室にこもったらしく姿は見えない。寝室のドアも固く閉ざされていた。部屋に戻ったサイラスは、乾いた服に着替えると袋から財布を取り出し、クレジットカードと現金を抜き取って自分のポケットにしまった。それからオレオに手を伸ばした。取り出したオレオをベッドの上で三つの山に積み上げてから、上下のクッキーをひねり、クリームをすくってから貪るように食べた。その様子は同じ年頃の子供と変わりはない。

三日後、母親はサイラスの部屋に黙って入った。見つかったら掃除と答えるつもりだったが、探していたのは嵐が去った日の朝にサイラスがキッチンから持ち出したごみ袋だった——あの日、あの子は何をたくらんでいたのだろう。ごみ袋はクローゼットに置かれた汚れたシーツの下に隠されていた。袋にあったのは水を吸った赤いぬいぐるみで、白カビが生えかかっている。それとふたが空けられたオレオの箱、クラシック音楽のCD、金色のジュエリーが何点かあり、どうやら本物らしい。

ほかにもまだ何かある。底を探ってみると財布が出てきた。革の財布で水を吸って硬く反り返っている。なかにお金はなかったが、ボロボロの写真が入っているだけだった。財布がどういうものなのか、その出どころに不意に気づいた母親は、毒グモにでも触ったかのように財布を床にたたき落とした。体が震えて、息が詰まり、サイラスの小さなベッドに崩れるようにして座り込んだ。両手で顔をおおい、人間ではなくなった自分の子供を思って母親は涙を流した。

無邪気とは無縁の子供たち

一一歳のサイラスは、いつも自分を危険にさらそうとし、酷薄なうえに平気で人のものを盗もうとする。非情な性格のため、人を愛することもできない。無邪気な子供とはほど遠い。サイラスのケースは作り話のように思えるが、こうした子供は現実の世界にまちがいなく存在している。

子供の無邪気さは大人にとっても大きな意味をもっている。子供は進んで親を慕うことで、大人が生きていくうちに身につけたとげとげしさから無傷なままでいられる。不安な表情の下に本当の自分を隠す術《すべ》を大人は生きていくうちに身につけるが、子供たちの存在は、そんな生き方を知る以前、大人もまた自分をいつわる必要がない時間を生きていたことを思い知らせる。

小さな子供たちは正直に自分をさらけ出す。我慢できないから泣いて訴え、痛いから泣き出し、本当に必要だからといっては涙を流す。同じように、心の底からうれしいときだけしか声を立てて笑わない。子供とはそういうものなのだ。欲求や歓喜、あるいは驚異に向けられた子供の屈託のない反応――一見すると奇跡とも思える、打算抜きで何かを愛せる子供の能力――は、人間はどうあるべきかという、わたしたちがとくに大切にしてきた考えを体現している。

それだけに、あらゆる子供が無邪気さを持ち合わせているわけではない現実を受け入れることは、自分の存在を脅かすような恐怖とともに、彼らの標的になったときの肉体的な恐怖さえ突きつけてくる。わたしもまた、はじめてこうした子供と向き合ったときにまぎれもない恐怖を感じた。大学院を出て、心理クリニックでセラピストとして働き出したころの話だ。

その日、レイプ犯の受診評価を行う予定になっており、はじめての一対一の診察だったが、患者に対するわたしの職業的な関心は、ふいにこみあげてきたなんとも言えない不安と、問診を待っている相手の顔を見たくないという不快感のせいで薄れていった。

だが、気を取り直して待合室に向かった。そこで待っていた患者を目にしてわたしはあっけにとられた。レイプ犯はどこにでもいる一二歳の少年だった。やせた小柄な子で、小学生に見えなくもない。着ていたセーターはぶかぶか、おそらく母親が編んだのだろう。薄茶色の前髪をたらし、髪の向こうに見える青い目は、大人ばかりの部屋で待ちくたびれた子供たちが示す、あのうんざりした目をしていた。恐怖心をまったく感じさせず、かりにそんな雰囲気を放っていても、この子なら安全だと思った。

およそ一カ月前、どこから見ても普通の少年であるこの子は、妹の寝室で待ち伏せし、幼い自分の妹をレイプした。鍵のかかった寝室のドアを蹴破り、母親がそこで見たのは、泣き叫ぶ六歳の妹の上にいる一二歳の息子の姿だった。

その少年がいま、家族にともなわれて待合室にいた。家族は身を寄せ合って待っていた。患者である少年と憔悴しきった両親、六歳の娘は母親にしがみつき、膝に乗りたいとむずかっている。少年を診察室に連れていき、わたしの正面に座らせたが、相手はまだ退屈そうな表情をしている。質問に対する返事も、この年齢の男の子にありがちなぶっきらぼうなものだった。

「どうして、ここに来たのかは知っている？」と尋ねた。

「うん」

もっと話してほしいので、「その理由を教えてくれる」と重ねて質問した。

「自分がしたことのせいで」

「何をしたの？」

「妹にケガをさせたとか、そんなことだと思う」

「妹さんを傷つけたのね。悪いことをしたと感じている？」

相手はつかの間、狭い診察室のなかを見まわした。それから、おもしろそうなものは何もないといった感じで、わたしに向き直った。

「もちろん」と答えた。

このあとの質問にも、似たような返事が続いた。そつのない返事だが、説得力が感じられない。カルテに書かれた以外の事実は、ほとんど何も聞き出せなかった。三〇分間の問診中、その子は暴力を振るう気配も、あからさまな恐怖を感じさせる挙動も示さなかった。奇妙だったのは、その一方で、自分が犯した行為への罪悪感、自分が置かれた状況に脅えも感じていないようであり、わたしの質問にも悪びれずに答えていたばかりか、感情というものがいっさい感じられなかった。

感情的に反応していたのは、むしろわたしのほうだった。不思議な感情だった。もちろん、わたしは大人で、この状況を支配しているのはわたしだ。相手は小柄な子供で、わたしにしたがわなければならない――しかし、そうでありながら、小さな診察室にこの少年と二人きりでいることにわたしは不安を感じていた。問診が終わり、待合室に戻っていいと告げたころには、わたしの動悸は早まり、落ち着きさえいささかなくしていた。

この少年のケースでは、州政府機関の児童保護サービス（ＣＰＳ）と郡の家庭裁判所の命令にしたがい、セラピストの治療を受けなければならなかった。わたしの担当は彼にふさわしいセラピストの選定で、このときは裁判所の指定で治療する機会が多い精神分析医を推薦した。少年とはもう一度短いセッションを行い、その後二度と会うことはなかった。

それから何年かにわたり、たじろぐような病歴を抱えた子供たちと面談してきたが、とくに鮮明に思い出せる患者は彼のほかにはいない。わたしが最初に担当したレイプ犯の少年が彼だったせいかも知れないし、悲しみに打ちひしがれ、憔悴しきっていた少年の両親の姿のせいだったかもしれない。喜びと生命力を失った父親と母親の目はいまでも忘れられない。

しかし、両親が本当に苦しむのはこれからだと気づいていた。当時、彼らの息子はまだ子供で、本人が「嫌だ」と言っても、首に縄をつけてでも治療を受けさせられた。だが、しばらくすれば彼も子供ではなくなり、本人の意に反して頭ごなしに言うことを聞かせることはできなくなる。おそらく、わたしに会って間もなく、彼はふたたび自分の好きなようにふるまうようになったのではないだろうか。だが、何をやろうと、それは彼の一家をこなごなに崩壊させてしまい、他人の人生を深く傷つけずにはおかない。

良心をもたない子供たちの素行

わずか三〇分の面談だったが、あのとき感じたストレスはなかなか忘れられなかった。彼の両親も無傷ではなかったはずだし、子供との縁は切れるものではない。息子の冷血さは親のせいだと、自分たちを責めたのだろうか。切るに切れない息子との運命を二人はどのように受け入れていったのだろう。どれほど恐れ、恥じ入りながらも、親としての愛情は消えなかったのだろうか。そして、罪悪感を知らない子供の母親、あるいは父親であるとはどんなことなのだろう。

この問いに対して、同じような子供をもつ親からの手紙は、彼らの生活がどういうものなのか、胸が張り裂けるような現実を教えてくれる。手紙を読むたび、親たちは激しくうろたえ、逃れようのない絶望にいたるのだという、はらわたがねじ切れるほどの不安を感じている事実が伝わってくる。しかも、手紙に書かれた話は、苦悩に満ちた大きな物語のほんの一例にすぎないといつも感じている。

次の手紙は途方にくれた父親から送られてきたものである。

「わたしの長男は反社会病質だと診断されました。息子は現在一八歳ですが、この五年は地獄のような毎日でした。高校は軍事学校やサマースクールを含めて、六回も転校した末にようやく卒業できました。性格はきわめて粗暴で、薬物中毒も深刻です。自分の子供ながら、これほど下劣な人間は見たことがありません。あらゆる悪事に手を染め、何をやろうと良心の呵責を示したことは一度としてありません。家から追い出し、いまは親戚の家で面倒を見てもらっていますが、むこうの家族をまんまと手なずけ、あの息子を立派な青年だと信じ込ませてしまいました。

息子が学生のころ、問題を起こすたびに、警察はもちろん、学校や事件の後始末、薬物の更生施設の手配や尻ぬぐいは全部わたしがやってきました。当時の記憶が不意によみがえってくるたびに、なぜこんなことになったのか理由もわからず、息子の問題を長く放っておいたせいではないかという罪の意識にさいなまれています。カウンセリングを試してみましたが、どれほどひどい状態なのかセラピストにはわかってもらえないようでした。

何が望みかと言えば、妻と下の息子の三人で昔のような生活をふたたび始めることです。長男のことも許してやりたいのですが、まだできそうにありません。最後には刑務所に入ることになるだろうと考えていますが、それをとめる手立てが自分にはまったくないことは、わたし自身がいちばんよくわかっています」

同様の手紙はほかにも届いている。

「息子はとても聡明ですが、その知恵はことごとく悪事に使われてきました。その事実に気づいたのは、息子が高校生になったころです。周囲の学生がつぎつぎと問題に巻き込まれていったのです。大の親友と言っていた学生は首をつって自殺しました。仲間とスポーツをやっていても、カッとなって最後には誰彼かまわずなぐりかかるばかりで、しかも一度や二度のことではありませんでした。六歳の妹の首に、熱いアイロンを押し当てたこともあります。すぐに病院に連れていったほどの重い火傷でした。こんなことがいまでも続いています」

以上の二例には、罪悪感が欠落した子供に共通する特徴が数多く見受けられる。

・学校でのトラブルが絶えない。
・激しい暴力を振るう。
・薬物に手を出す。
・憎悪を抱く（底意地の悪さ）。
・責任をとろうとしない。
・同情心の欠如している。
・都合よく人を丸め込むことができる。

・人を操作しようとする。
・他者の生活を破壊する。
・兄弟姉妹を攻撃する。

以上の特徴にくわえ、こうした子供をもつ親には次のような深刻な影響が見られる。

・徒労感
・トラウマ反応（場合によってはフラッシュバックをともなう）
・当惑感
・自責感と罪悪感
・孤独感（カウンセリング中にも感じている場合が多い）
・家庭崩壊
・将来に対する不安

次に紹介する母親の想像を絶する話には、罪悪感が欠落した子供をもつ親が直面する、普通では考えられない状況が書かれている。

「妹に泣きつかれ、甥を引き取ったのはあの子がまだ赤ん坊のときでした。妹が言うには、もともと子供を産むつもりはなく、育てる覚悟もできていない。しかし、妹がいちばん恐れていたのは、彼女の夫がこの子の父親になることでした。彼はお酒が入ると暴力をよく振るっていましたが、それにもかかわらず、妹はどうしても別れられなかったようです。

引き取った甥は、じきにわたしの家になじみ、この家の家族として溶け込みました。わたしたち夫婦も娘もこの子にはさびしい思いをさせないよう、できるだけのことはしてきたつもりです。

甥が四～五歳になったころ、自分たちが引き取ったのは、常習的な嘘つきだと気づきました。誰かにいじめられたふりをしては、こちらの同情を頻繁に引こうとしました。しばらくすると今度は、娘のものを盗むようにさえなりました。問いただしても、『ちがう』と言い張るばかりでらちが明きません。結局、甥の行動に目を光らせるよりほかに打つ手はありませんでした。

最近では、いまにも人に飛びかかってきそうな気配をいつも漂わせています。そのうち家族に暴力を振るうのではないかと一家で脅えています。ものを盗まれないよう、以前から日中も寝室のドアには鍵をかけていましたが、いまでは就寝中に襲われないように鍵をかけたまま眠っています」

同じ屋根の下で暮らす子供が、ほかの家族に危害をくわえるかもしれない。それを恐れて寝室のドアに鍵をかけて眠る一家がいるという現実に誰もが驚く。しかし、罪悪感の欠落した子供は、自分の家族に暴力を振るい、あるいは命を奪ったとしてもとくに異常だとは思っていない。彼らのこうした行為は、普通、家族のなかでもっとも幼く、抵抗する力のない者に向けられていく。

「自分の血肉を分けた息子がソシオパスかもしれないなど、どうしても信じたくはありません。しかし、どれだけ言って聞かせても、家族を破滅させようとする息子の行為をとめることはできないでしょう。娘のシンディーを生んだのは、ロバートが五歳のときでしたが、いまではシンディーを生んだことを後悔しています。娘を嫌ったからではなく、ロバートが自分の妹に何をしたのかを考えると、シンディーを生んだのが悔やまれてなりません。

妹への性的ないじめは、シンディーがまだベビーベッドで眠っていたころに始まりました。そのうちに、娘の腕が火傷していたり、脚に傷ができていたりするようになりました。用心していたのですが、十分ではありませんでした。それからしばらくして、あの事件が起きたのです。

シンディーは二歳になったばかりでした。ようやく立って歩けるようになり、あの子にとって歩くことは人生の新しい冒険でした。階段から落ちないよう、地下室への階段の手前にベビーゲートを取り付けました。その日、ロバートは外で遊んでいたので、わたしは警戒心をゆるめ、寝室で洗濯物をたたんでいました。

そのときです。地下室のほうから、何かがぶつかるような音が、続けざまに聞こえてきたのです。急いで地下室にかけつけました。階段の下にはシンディーが倒れていました。地下室のコンクリートの床に横たわった体は妙な形にねじ曲がり、すでに息をしていませんでした。階段を見上げると、ロバートがいました。妹が階段から落ちたというのに、驚きやショックを受けた様子はうかがえませんでした。肩をすくめると、こう言ったのです――シンディーはゲートの開け方がわかったみたいだね。

シンディーを殺したのはロバートだと、夫もわたしもいまでは心からそう思っています」

ロバートのような子供をもつ親が、精神医学用語を使って話をしても、たいていの場合、用語の不正確さや混乱を理由に正しく評価されない場合が多い。だが、彼女の手紙を読んだ者には、娘の転落死をきっかけに、息子はソシオパスだと母親が考えるようになった点はきわめて納得がいく。

大人とは異なる判断基準

しかし、厳密に言うなら、精神疾患に関する現行の診断基準では、七歳児に「ソシオパス」の診断をくだすのはやはり適当ではない。アメリカ精神医学会の基準では、「ソシオパス」つまり「反社会性パーソナリティ障害」の診断は、一八歳以上の大人に限られている。対象者が一八歳未満の場合、『DSM-5』では「素行障害*」という別の診断を与えているが、こうした分類によって患者の理解が深まるより、さらに混乱する場合もありえるだろう。

素行障害は、社会的な規範と他者の権利に対する執拗な侵害によって特徴づけられる。これらの症状には、危害をくわえる、嘘をつく、学校を怠ける、器物の損壊、動物をいじめたり殺したりする、言葉や暴力による攻撃、人に対する常軌を逸した残酷な行動、さらに罪悪感や自責感の欠如なども含まれる。

ややこしく、すんなりと理解するのは難しい。だが、自分の子供が素行障害と診断された場合、正しく対応するためにも、精神医療に携わる大半の専門家は素行障害を

*訳註 「素行症」とも。『DSM-4』までは「行為障害」と訳されていた。

そのように理解している事実は知っておく必要があるだろう。『精神疾患の診断・統計マニュアル』（DSM－5）には、観測可能な症状として次の一五項目の行動様式が記されている。

人および動物に対する攻撃性

(1)しばしば他人をいじめ、脅迫し、威嚇する。
(2)しばしば取っ組み合いの喧嘩をはじめる。
(3)他人に重大な身体的危害を与えるような凶器を使用したことがある（例：バット、瓦、割れた瓶、ナイフ、銃）。
(4)人に対して身体的に残酷であった。
(5)動物に対して身体的に残酷であった。
(6)被害者の面前での盗みをしたことがある（例：人に襲いかかる強盗、ひったくり、強奪、凶器を使っての強盗）。
(7)性行為を強いたことがある。

所有物の破壊

(8)重大な損害を与えるために故意に放火したことがある。

(9)故意に他人の所有物を破壊したことがある（放火以外で）。

虚偽性や窃盗

(10)他人の住居、建造物、または車に侵入したことがある。
(11)物または好意を得たり、または義務を逃れるためにしばしば嘘をつく（他人をだます）。
(12)被害者の面前ではなく、多少価値のある物品を盗んだことがある（例：万引き、ただし破壊や侵入のないもの、文章偽装）。

重大な規則違反

(13)親の禁止にもかかわらず、しばしば夜間に外出する行為が13歳未満から始まる。
(14)親または親代わりの人の家に住んでいる間に、一晩中、家を空けたことが少なくとも2回、または長期にわたって家に帰らないことが1回あった。
(15)しばしば学校を怠ける行為が13歳未満から始まる。

（米国精神医学会編『DSM-5 精神疾患の分類と診断の手引』髙橋三郎・大野裕監訳、医学書院、二〇一四年）

一〇歳になるまでに以上の「主だった攻撃的な行為」のうちひとつでも発症していれば素行障害（小児期発症型）として診断される。[1] 一〇歳以降の診断（青年期発症型）では、過去一二カ月間にこのような過度の問題行動を三つ以上示し、さらに過去六カ月間に基準のひとつでも発症した場合、素行障害として診断される。

小児に比べ、青少年の診断では、臨床の専門家は、過度の問題行動のはっきりとしたパターンを探しているとも言えるだろう。犬の尻尾を引っ張る子供、あるいは門限に遅刻しがちな青少年、時には怒りに駆られ、時には親に言い返すこともある十代の若者は、過度の問題行動の明確なパターンを示しているとは言えず、素行障害と無縁の正常範囲に属している。

ただ、素行障害と反社会性パーソナリティ障害は別の障害だと見なしても、実際に症状が現れている子供をもつ親にとってはあまり役に立たない。その点では臨床家も同じで、対象が一八歳の誕生日を迎えたからといって、反社会性パーソナリティ障害としての病質が新たに発症するのではないと彼らも断言する。もっとも、それが正しい判断であっても、善意に富んだ専門家ほど子供にとってとりわけ不吉な診断をくだしたくないというのが本音だ。こうした診断は、子供たちの将来にかならずついてまわるからである。

しかし、いくつかの基準（学校を怠ける、親の禁止を無視するなど）は成人よりも子供や青少年に関係している点を除けば、素行障害と反社会性パーソナリティ障害の症状は非常によく似ていることに気づくはずだ。素行障害にせよ、反社会性パーソナリティ障害にせよ、心理学上の主だった特徴は年齢にふさわしい良心が欠落している点だ。そして、良心の欠落によって引き起こされている病的な行動を評価することで、それらの障害は素行障害、あるいは反社会性パーソナリティ障害と診断されている。

それだけではない。時系列にしたがって子供の変化を追った研究（縦断研究）によって、青年期発症型の素行障害（一〇歳後の発症）と診断された対象者の少なくとも六〇パーセントが、一八歳以上になってから反社会性パーソナリティ障害の症状を示している事実が明らかにされている[2]。さらに一〇歳になるまでに素行障害と診断された小児期発症型では、成人後に反社会性パーソナリティ障害と診断される可能性はますます高くなる。

実際、専門家が一八歳以上の成人に対して反社会性パーソナリティ障害の診断をくだすためには、一八歳未満の段階で素行障害の症状が証拠としていくつか出現していなければならず、しかもその症状は一五歳以前に発症していなければならない（言い換えるなら、その患者を反社会性パーソナリティ障害と診断するうえで、小児期以降、なんらかの症状の見落としがあったことを意味している）。

さらに青年期発症型と診断された者のなかには、この時期をすぎると反社会的な行動がかなり減少するか、もしくはおさまる者がいる。このタイプに属する者（青年期になってはじめて素行障害と診断された患者の約四〇パーセント）は、成人後に反社会性パーソナリティ障害と診断されることはないのである。

「CU特性」という手がかり

現在、素行障害と診断されている青少年のなかには、いずれ将来、反社会性パーソナリティ障害ではなく、実は別の問題が原因で病んでいたのだと判断できるようになる日がくるかもしれない。その問題は、困難な青年期を過ごすあいだ、目まぐるしく変わる環境下で徐々に高まっていったストレスが原因であり、良心が欠落しているせいではなかったのだ。

素行障害の診断が洗練され、困難な環境にあらがいきれず粗暴な行為に走る若者、あるいは不良仲間や薬物、貧困や暴力など、周囲の影響のせいでそうした行為に手を染めた若者を診断から除外できるようになれば、精神分析医や心理学者は、反社会性パーソナリティ障害と正真正銘の素行障害を分ける境界を取り除き、連続性を踏まえて診断できるようになるだろう。

その一方で研究者は、将来、反社会性パーソナリティ障害と診断される素行障害の子供と、素行障害を持続させない子供を分ける決め手となりそうな原因を明らかにしてきた。言うまでもなく、この研究も他者と心を通わせることができない原因の解明につながるものだ。研究者たちは現在、「冷淡かつ非情緒的な人間関係様式」というくくりで、素行障害と診断された子供のなかに、反社会的で攻撃的な子供というサブグループの存在を特定できると確信している。

ニューオリンズ大学心理学教授（当時）のポール・フリックと国立精神衛生研究所（NIMH）の神経学者スチュアート・ホワイトの二人は、素行障害について書かれた詳細な報告書のなかで、(3)「CU特性（冷淡かつ非情緒的な特性）――例：罪悪感の欠如、共感の欠落、他者を冷酷に利用する――をもつ子供は、小児期と青少年期を通じて比較的一定の割合で存在しており、彼らに見られる反社会的行動は、とくに極端かつ攻撃的で、決まったパターンを特徴とするひとつの群を形成していると思われる。さらに、CU特性をもつ反社会的な若者には、この特性をもたない反社会的な若者に比べ、情動面や認知面、また人格特性の点で、はっきりとしたちがいが数多くうかがえる」と記している。このような特性のひとつとして、不安に対する全般的に低い評価、他者を攻撃するきっかけに対する異常なこだわり、また他者の苦痛に対する反応の鈍さなどがあげられる。

冷淡かつ非情緒的な人間の理解を深めるには、さらに研究を進めていかなければならないが、ポール・フリックをはじめとする研究者は、(4)アメリカ精神医学会は素行障害の診断基準のサブカテゴリーの定義として、「顕著なCU特性を有する」というひと言をくわえるべきだと訴えてきた。

このような加筆が必要であることは、最近、ますます明らかになっている。それにひと役買っていたのが、イギリスの「ジャーナル・オブ・ロイヤル・ソサイエティ・オブ・メディスン」誌に掲載された論文（二〇一二年）で、[5]「CU特性をもった子供の反社会的行動と、そのような特性を示さない素行障害と診断された子供のあいだには、遺伝的な関連性は存在しないと思われる」と結論づけられていたからだ。現在、「冷淡かつ非情緒的な状態」の遺伝的特徴は、脳の発生異常に関係していると考えられている。

小児期の素行障害は、いろいろな原因が積み重なり、それらが関係しあって病理学的な機能がうながされた結果発症する。危険因子《リスクファクター》の五〇パーセントは神経学的要因と遺伝的要因に由来しており、残りの五〇パーセントは環境要因が占めている。

環境要因には、母体の栄養不良、幼いころからの鉛や有害物質への曝露《ばくろ》、[6]反社会的行動にかかわる家族の有無、幼児虐待などがあげられるが、もっとも顕著なものとして、文化的な環境が指摘できるだろう。そのような社会では、攻撃的な個人主義や他者を支配すること、食うか食われるかの戦略、なによりも勝つことが人生の望ましいモデルとして評価され、多くの見返りを手にすることができる。

虐待は、子供の心と言動に深刻な影響を残すが、児童虐待は素行障害の決定的な原因だと断言するのは正確ではない。虐待はいくつもある疑わしい要因のひとつにすぎないからだ。一九九四年、虐待とネグレクトの被害を受けてきた子供とそうではない子供を対象に、彼らが成人にいたるまでの観察結果が発表された[7]。成人に達した計六九四名のうち、小児期に虐待とネグレクトの被害を受けた対象は、そうでない対象に比べて、ほぼ倍という圧倒的な割合でソシオパシーの調査基準を満たしていた（それぞれの割合は前者が一三・五パーセントであるのに対して、後者は七・一パーセントだった）。

しかし、見方を変えれば、虐待を受けた経験のある対象者のうち、八六・五パーセントは成人後に反社会性パーソナリティ障害を発症していなかった事実がこの調査からわかる。さらに、虐待を受けなかったにもかかわらず、後者の対象群では七・一パーセントの子供がソシオパスに育っていた。言い換えるなら、幼児虐待はソシオパシーを引き起こす原因としては、必要十分条件を満たしてはいなかったのだ。

素行障害の子供をもつ親にとって、この事実を知っておくことはきわめて重要だ。このような子供をもった苦しみにくわえ、こんな子供になったのは親の虐待のせいだと非難されるケースが少なくないからである。親のせいにちがいないというこの考えは、まったくお門違いなのだ。ある母親の手紙に書かれていたように、「そもそも親のせいでソシオパスになったと非難されることもたびたびです。わたしたちの多く

――おそらくほぼ全員――もまた、ほかの人たちのようにこうした子供の被害者にほかならないのです」。

脳内に残った〝すき間〟

成人のソシオパシーを対象にした神経学的要因の研究は、広い範囲にわたって進められてきた。研究は脳内の機能や構造上のちがいという点から進められ、とくに大脳の島皮質《とうひしつ》、前帯状皮質と後帯状皮質、扁桃体《へんとうたい》、海馬傍回《かいばぼうかい》、前部上側頭回《ぜんぶじょうそくとうかい》（脳の正中線周囲の領域）、眼窩前頭皮質《がんかぜんとうひしつ》（前頭前皮質の眼の真うしろ上部の部分）などの部分が重点的に研究されてきた。

これら大脳辺縁系はたがいに関連しており、大脳辺縁系と傍辺縁構造を合わせた部分は傍辺縁系《ぼうへんえんけい》と呼ばれている。大脳辺縁系は生命維持や本能行動、情動に関与しており、怒りや恐れ、喜びや悲しみなどの基本的な感情や意欲を支配している。一方、傍辺縁系は動機づけ、自制心、目標の達成、自分の感情と外部の情動の処理にかかわっている。

認知神経学者は、ソシオパスの情動処理に関する電気生理学の研究や脳の画像検査《ブレインイメージング》の結果から、脳の傍辺縁系に関与するソシオパスの神経回路は、完全な機能不全におちいっているか、もしくは劇的なレベルまで機能が低下している事実を突きとめた。

傍辺縁系の神経回路になぜ問題が生じたかについてはまだ解明されていないが、遺伝によって生じた神経発達のちがいのせいだと考えられている。このちがいは、育児と文化的要因の両方、あるいはどちらか一方によって、わずかに修正されることがあれば、逆に悪化させてしまう場合もある。

二〇一〇年、ペンシルベニア大学の犯罪学、精神医学、心理学の各部門の研究者は、すでに広く受け入れられていたソシオパシーの神経発達の基盤に関する仮説について、公式な調査を実施した。(8) 核磁気共鳴画像法（MRI）を使い、不完全な傍辺縁系の発達を示す解剖学的な証拠として知られる透明中隔腔（CSP）が、ソシオパシーという病質に関係している事実を明らかにしている。

透明中隔腔とは、正中線（二つの大脳半球のあいだ）の深奥部にある細い割れ目のような部分で、なかは髄液で満たされ、割れ目の幅は胎児が成長するにつれて変化していく。人間の場合、受精から一二週ごろにいずれの胎児にも透明中隔腔が現れるが、受精から約二〇週が経過すると胎児の八五パーセントのすき間が閉じ始める。そして、生後三カ月から六カ月ごろになると、すき間は完全に閉じてしまう。

脳内のすき間が閉じるのは、海馬、扁桃体、正中内側部構造の表面で神経線維が急速に発達しているからであり、何も異常なことではない。むしろ、こうした器官や構造がしっかり発達しなければ（言い換えるなら傍辺縁系の不完全な発達）、透明中隔腔が消失する過程が妨げられ、成人後もすき間が残ってしまう。この調査で、透明中隔腔が確認された成人の被験者の場合、それが認められない被験者に比べて、はるかに多くの人たちにソシオパスの人格特性が認められ、この障害特有の言動を示す病歴があった事実が明らかにされた。こうして、幼児期における脳内の傍辺縁系の未発達が、ソシオパシーという精神疾患に関係している事実がはじめて正式に裏づけられた。

ペンシルベニア大学の調査チームは、透明中隔腔の有無がソシオパシーの〝標識《マーカー》〟になるかどうか判断するため、人間と同時に動物についても調査を進めた。初期の時点で調べられた動物には、齧歯《げっし》類、アカゲザルのほか、さまざまな肉食動物がいたが、いずれも透明中隔腔の異常と攻撃性の激しさは関連していた（ソシオパシーに見られる神経学上の逸脱に関する現在の理解を踏まえると、人間以外の動物にも見られたこの発見をきっかけに、動物は「社会病質《ソシオパシー》」な存在になりえるのかという疑問を多くの人たちが抱くようになった。だが、この問いに対する答えはまだ見つかっていない）。

正常な人間の脳は、外部からの情動的な刺激に敏感に反応する。しかし、傍辺縁系の発達が不十分なソシオパスの脳は、この反応をサポートできない事実に神経学者は気づいた。また、人間の脳は普通、情動（快楽、悲哀、怒り）を刺激する言葉や表情や動作を目にすると激しい反応をただちに示すものである。高度に社会化され、たがいに関係しあって生きる人間という生き物にとって、これは実に状況にかなった反応にほかならない。

だが、ソシオパスの場合、このような言葉を目や耳にしたり、感情的な反応を相手が示したりしていても、彼らの脳は外部からの情動的な刺激にすばやく注意を向けられず、中立の感情（非感情的）の言葉や出来事に対するものと変わらない反応しか示さない。研究室では情動を刺激する言葉を使った実験が行われた(9)。被験者となった成人のソシオパスと反社会的行動と診断された青少年は、そうした病質が認められない被験者に比べ、情動を刺激する言葉への反応が劣っていた。

当たり前の成人なら、かならず反応する感動的な写真を見せても、ソシオパスは同じような感情を示そうとはしない(10)。研究室の検査でも、写真を使ったシンプルな実験が行われ(11)、普通の人なら感情移入する写真に対し、ソシオパスはこれという反応を示さなかった。反社会的行動を犯す傾向があるソシオパスの場合、表情で感情を示すことができず(12)、とくに恐怖の表情が認められなかった。表情を自発的に処理できないのは、彼らが大脳辺縁系の扁桃体に障害を負っているからで(13)、大脳辺縁系は本能や情動に関係しており、わたしたちが反射的に恐怖を感じるのは扁桃体の働きによる。

感情の情報処理がともなう課題をソシオパスにやらせ、脳機能イメージング法で彼らの脳の働きを調べてみると、前頭前野の背外側面の活動が活発になっているのが認められた(14)。これが意味しているのは、彼らソシオパスは、愛や思いやりといった感情を自発的に抱くのではなく、まちがいなく意図して自分の感情を操作し、そればかりか不安や恐怖の感情さえ喜んで味わっているという事実だ。このときの彼らの脳の働きは、わたしたちが頭を使いながら、苦心して数学の問題を解き明かす様子によく似ている。

以上の研究から明らかにされたのは、ソシオパスに認められる感情とは、普通の人たちとはちがい、瞬間的な反応ではないという点だ。彼らの表情や態度に見られる感情的な反応とは、わたしたちが考えるような自発的な感情とは明らかに異なり、頭を使って考え抜かれたものだということなのだ。

神経の発達過程でできた欠落は、ソシオパスの心に深刻な影響を与えている。感情を反射的に処理する能力が欠落しているので（第1章で「心に空いた穴」とたとえたもの）、彼らは無意識にこみあげる感情を抱けず[15]、他人の気持ちにも寄りそえない[16]。良心が他者への共感のもとに成り立つ以上、自分以外の人間と感情的なつながりが結べないソシオパスには、良心とは何かがわからないのだ。言い換えるなら、彼らの良心の欠落とはさらに深刻で悲劇的な欠陥、つまり、神経学的な不毛に根ざしている[17]。

アメリカのほかの研究機関やイギリス、ドイツでもＭＲＩを使った研究が行われ、残念ではあるが、同じ結果が指摘されている[18]。素行障害をもつ小児や青少年の脳の多くに、成人したソシオパスとほぼ同様の異常が認められ、さらに他人が示す苦痛の非言語的情報（社会的手がかり）が理解できなかった。

二〇〇八年に男児に見られる小児期早期の素行障害を調べたドイツの研究では、[19]扁桃体と海馬の左側および前頭葉眼窩部と左右の側頭葉で、脳の灰白質の減少が認められている（通常の男児に比べ平均して六パーセント少ない）。また、二〇一三年にイギリスで実施された女児に対する神経機能の画像研究で、[20]女児の場合も男児とほぼ一致するデータが得られたと報告されている。以上のデータから、CU特性を示す子供の脳とそうでない普通の子供の脳を比べてみると、単に機能的なちがいにとどまらず、脳の構造そのものにもちがいがあるのではないかと考えられている。

診断の遅れがもたらす弊害

冷酷で計算高い子供は、大人が抱く子供の純真なイメージを裏切る。しかし、これは心のけがれの問題ではなく、感情にかかわる問題なのだ。成人後にソシオパスを〝病む〟素行障害と診断された子供は〝邪悪〟で満たされてもいなければ、邪悪にとりつかれているわけでもない。この点はきちんと理解しておく必要があり、精神医療にかかわる専門家もその点では変わりはない。

むしろ、こうした子供たちは、神経学上の深刻な欠落のせいで、愛情と良心とは何かを身をもって経験できない犠牲者なのだ。良心をもたない子供たちに対し、偏見にとらわれることなくきちんと向き合えるなら、これまでにもまして効果的に――おそらく、さらに深い思いやりをもって向き合えるばかりか、精神疾患のせいで犯した彼らの破壊的な行動にも対処できるだろう。

残念ながら、こうした子供をもつ親に対して、専門家が与える診断は、「素行障害」という、誤解を与えずにはおかない、断定を避けたレッテルだ。つかみどころのない、とってつけたような診断に、言い渡された親は不安な状況に取り残されるばかりか、きちんとした説明もなく、前向きなアドバイスもあまりしてもらえない。

サイラスの母親が、息子が嵐の夜のあと、外で何をしていたのかを知り、勇気を出して精神科医の診断を求めたとしよう。息子の一種異様で、背筋が凍るような行為について理解できる説明を得ようと母親は必死で、心から納得できる診断を求めていた。何かとてつもない異常性をサイラスが抱えていることには母親もうすうす気づいており、通り一遍ではない説明を専門家の口から聞きたかった。

診断の結果、サイラスは素行障害を病んでいると母親に伝えられる。この疾患の説明を受け、医師が列挙するかずかずの行動上の特徴の大半が自分の息子にも見られると母親はうなずく（人をたくみに操り、嘘をついていることは母親も心底からわかっており、他人や動物をひどい目にあわせながら、息子には後悔している様子はまったくうかがえない）。

しかし、医師からは、サイラスはソシオパスだとは告げられない。先述したように一一歳のサイラスには成人と同じ診断がくだせないからである。それどころか、「冷淡かつ非情緒的」な特徴という説明さえないのは、この一文が最新版の『DSM－5』にも採用されていないからである。必死にもがく母親は、こうして息子の感情の欠落について本当の姿を知らないまま取り残される。

息子がソシオパスと母親に告げられるのは、サイラスが一八歳の成人に達したときで、彼がたどってきたそれまでの人生を振り返れば、すでにかずかずの破壊の跡が横たわっている。素行障害の子供をもつ親の多く、とくに一〇歳になる前までに発症した小児期発症型の子供をもつ親の場合、ソシオパスの診断がくだされるまで気が狂いそうな思いで取り残されることになる。CU特性が認められる子供のなかには、わずか二歳で多動性、衝動性、ささいなことですぐ不機嫌になる（易《い》刺《し》激《げき》性）、希薄な愛着などの症状が現れ始める場合もある。状況がますます悪化していけば、どれほど気丈な親もやがて絶望の淵に押し流されていくのは避けられない。子供が日増しに逆らうようになれば、疲れ果てた親は子供の前に屈するか、それまで以上に厳しく罰するか、そのどちらかの姿勢で応じるようになる。

だが、負けを認めれば、子供の問題行動は報われたことになり、問題行動はさらに強化されていく。また、怒りにかられて手をあげてしまえば、子供は身体的な攻撃行動の理想的なモデルを得たことで、間もなく自分でも身体攻撃を始めるようになり、やがて親さえ思いもよらなかった暴力を巧妙に振るうようになる。いずれにせよ、こうした子供をもつ親は八方ふさがりにおちいってしまう。やがて、不安を募らせて恥じ入り、気落ちして絶望感を抱くようになることさえ珍しくはない。

近所で噂されるのを恐れ、親は家にこもりがちになり、コミュニティーとのかかわりも徐々に縁遠くなる。たいていの場合、一家が孤立すると、親の絶望感と羞恥心はさらに深まっていく。親が親としての務めを果たせず、生きる張り合いを失えば、家族のほかの子供たちにも深刻な影響が及び、彼らも心に問題を抱えてしまうかもしれない。また、家中のドアに鍵をつけても暴力は防ぎきれるものではない。

素行障害を抱える子供の多くが、その後の人生で被害者を社会から孤立させる方法、正気を失っているのは自分だと被害者に思い込ませる手口を身につけていく。こうした子供をもつ一家にこの疾患に関する重要な情報を伝えていなければ、子供はまず自分の家族に危害をくわえるようになるだろう。素行障害とは、単なる行為障害ではなく、良心に負った障害なのだ。この疾患の真実をきちんと教えることは、親に対して、当初こそ苦痛を与えるとはいえ、ほとほと困り果てていた彼らに正しい理解と、最後には心からの安堵をもたらす。

わたしの願いは、本書を通じて、素行障害を病む子供をもつ親になんらかの洞察と安心を提供する点にある。わたしの話を素直に受け入れるのは容易ではないだろうが、親たちは自分の子供に対して身をこがすような疑いを覚えながら、きちんとした情報から取り残されたことで、正気を失いつつあるのは子供ではなく自分ではないかという疑念にさいなまれている。しかし、こうした親たちこそ将来に備えておかなければならない。なぜなら、素行障害を病む良心をもたない子供たちは、青少年ではなくなる一八歳以降も親を脅かし、重くのしかかる存在であり続けるからだ。

しかも、子供の問題行動は年齢とともに巧妙になり、家族にとってさらに取り返しがつかない災いをもたらす。一八歳を過ぎてソシオパスと診断されても、子供は「きっとよくなる」と諦めきれない。その思いに対し、息子や娘は不条理で現実とは思えない行動で未来永劫報い続け、最後には、責任は自分にあると親が思い始める。起きてもさめない悪夢はついにおぞましい事件――一度きりとは限らない――を引き起こし、ここにいたって親たちも成人した子供とは生活を別にするか、それとも死ぬまで生きた心地もせず、悲嘆に暮れながら過ごすしかないのかと気づく。

さいなまれ続ける身近な弱者

だが、親が直面する現実はこれだけではない。良心をもたないとはいえ、彼らはまぎれもない自分の子供である事実には変わりはないのだ。その子供と縁を切った事実に、親は死ぬまで苦しみ続けなくてはならない。親にとってこれほど苦しい選択はないだろう。しかし、苦渋に満ちた問題はまだつきない。子供が家を出ていった（あるいは追い出された）あと、なんとかして残った家族の生活を取り戻し、さらにほかの子供たちを守り続けなければならないのだ。

ソシオパスの兄弟や姉妹には生涯を通じて危険がともなう。一家のほかの子供について考えるたび、わたしは次に紹介するケースを思い出す。新聞沙汰になった話ではないし、誰かの命が奪われたわけでもない（現時点という意味だが）。刑務所に送られた者もいない。登場する人物は法を犯しているわけでもない。そうではあるが、この問題を考えるとき、わたしはいつもこのケースを思い出してしまうのだ。

「二一歳になる息子のフランクは目こそ不自由ですが、ハンディをものともせずに暮らし、わたしたち夫婦には自慢の息子です。家を自由に動きまわり、ピアノさえ上手に弾くことができます。わたしたちも、息子を支え、ほめるところはほめて育ててきましたが、その息子が最近になって親を公然と無視するようになりました。

フランクがこんなふうになったのは姉のジーナのせいです。ジーナはここ数年、かいがいしく世話をして弟を信用させ、いまではフランクも姉の言うことならなんでも信用します。そのジーナが、親の悪口を弟に吹き込んでいたのです。よその人には弟の面倒をみるいい娘といわれていますが、人の目をあざむくために礼儀よくしているだけです。娘の正体は誰も知りません。信じる人はいないでしょうが、隣の家の男の子を家の車のトランクに閉じ込めたこともありました。

目が見えないのを幸いに、ジーナは弟を好きなようにもてあそんでいました。以前のことですが、白シャツに口にするのもはばかるような言葉を書き込み、そのシャツを弟に着せて買い物に連れ出したことがありました。警官が寄ってきてフランクを問いただすと、ジーナははじめて気づいたふりをし、どう言いくるめたかは知りませんが、シャツに書き込んだのは自分たちの親にちがいないと信じ込ませました。警官を手玉にとる娘を見て、わたしたちはぞっとしましたが、警官は明らかにわたしを疑っており、わたしとしては何も知らないと言い張るよりしかたがありませんでした。

コンサートに行こうと誘い、フランクを町に連れていき、駅に着くなり置き去りにしたこともあります。フランクは携帯電話を持っており、不自由なく使えますが、あらかじめ細工して使えなくしていたようです。このときもフランクはわたしたちのせいだと責めました。

ジーナにとって、弟を意のままに操ることは毎日の仕事になっていました。娘自身は一度も就職したことはありませんが、大学時代は優秀で、働こうと思えばきちんとした職につけたはずです。そのかわり彼女がやったことといえば、フランクをそそのかして家を出て、アパートでいっしょに暮らそうとしたことです。費用は家の銀食器を勝手に持ち出し、インターネットのフリーマーケットで売り払って得たお金でした。

もちろん、主人と二人でそんなことは絶対に許さないと告げると、ジーナは警察に行って、自分の親が弟を虐待し、暴力を振るっていると訴えたのです。フランクの腕にはアザが残っており、そのアザは夫がつけたもので、父も母も毎日のように弟をなぐっていると警察に話したそうです。しかし、このときはジーナの悪知恵も無駄に終わりました。なぐったとされるその日、夫が家を留守にしており、自分の携帯に電話があったことを当のフランクが思い出したからです。着信記録を調べてみると、たしかに遠距離の通話記録が残っていました。

結局、ジーナは警察に捕まりましたが、この期に及んでもフランクを傷つけたのは自分ではないと言い張り、最後まで認めませんでした。その後、ジーナは家を出て、いまはいっしょに暮らしてはいません。フランクは心に大きな傷を負いました。姉しか信じてはいけないと教え込まれてきただけに、誰を信じていいのか途方に暮れています。自分の殻にこもってしまったままです。わたしたちが知っている自信に満ちた昔のあの子に戻すにはどうすればいいのか、わたしたち夫婦にもわかりません」

　このケースから明らかにわかるのは、ソシオパスはつけ込みやすい相手――自分より弱い者や年下、貧しい者、肉体や知的な面でハンディを抱える者――を標的として容易に見定められる点だ。猫がネズミをいたぶるような遊び相手の被害者を探しているとき、身近な家族ほどつけ込みやすい人間はほかにはいない。また、彼らが犯す犯罪行為の多くが罪を免れている点も見落としてはならない。弟に卑猥な言葉が書かれたシャツをうっかり着せたとしても、罪に問われることはない。フランクの両親が、裁判所に接近禁止命令を求めていたとしても却下されるのがおちだろう。

　ジーナは自分をコントロールできず、良心も欠落しているので、罪の意識や自責の念をまったく感じないまま、自分のやりたいことはなんでもできる。話の断片をつなぎ合わせると、現行のアメリカの司法制度を隠れみのにして危害をくわえている限り、彼女がその気になればいつでも、自分の好きなように家族をいたぶられることがわかる（娘に脅えていた母親にもそれがよくわかっていた）。

「正の行動」を積極的に強化する

「人を愛せない人間を愛することほど、痛ましいことはありません」

わたしのもとに手紙を送ってきたある読者がそのように書いていた。

これまで何度となく聞かされてきた、素行障害を病む子供をもつ親の痛切な言葉だ。彼らは悲嘆に暮れながらも、なんとかして子供を治し、人と人とが心でつながる、当たり前の人生を送らせてあげようと必死になっている。さらに痛ましいのは、子供がこのまま成人すれば、どのような将来が待ちかまえているのか、それを考えて親は底知れない恐怖に脅えている現実だ。

こうした子供をもつ親なら知っているだろうが、素行障害を〝治せる〟と唱えている全寮制の学校、フリースクール、キャンプなどによって、数多くの治療法が提供されている。その治療プログラムは、行動規制を強いる環境のもとで、一定の期間（通常は九〇日から一二〇日）[21]にわたり素行障害を病む子供を継続的に治療することで、彼らの問題行動は矯正できるという考えにもとづいている。教官が課す厳格なルールとスケジュールにしたがって生活し、違反すると懲罰が課される。このようなプログラムに一度でも子供を参加させたことがある親なら、それでも子供は〝治らなかった〟とわかっているはずだ。

帰宅して数日、あるいは数週間ぐらいは、以前に比べて子供の行動はたしかによくなっている。しかし、症状がすぐにぶり返すのは、本当の原因である良心の欠落の治療法がわかっていないからである。普通ではないこの疾患特有の行動は、良心が欠落していることで引き起こされている。厳しい現実だが、現時点では、素行障害の有効な治療法はなく、その点ではソシオパシーの治療法が皆無であるのと変わらない。良心をもたない人に良心を授ける方法はまったくわかっていないのだ。

個人や集団を対象にした精神力動的心理療法をはじめ、精神科への入院治療、矯正ブート・キャンプ、あるいはブート・キャンプへのショック収容など、いずれも決定的な効果は確認されておらず、むしろ病態を悪化させてしまう場合さえある。調査によると、[22] 素行障害を病んでいる子供に対して集団療法を行った場合、反社会的行動はむしろ増加する傾向が認められた。とくに反抗的で違法な行動について、子供たちに集団で自由に話をさせた場合、顕著にうかがえることが明らかにされている。

素行障害の治療薬は存在しない。ただ、この障害を抱えている子供には注意欠陥多動性障害（ADHD）を同時に病んでいる子供が多く、二重診断を受けた子供には、過活動、不注意、衝動性などの症状を抑える治療薬が投与され、効果が確認されるケースがある。とはいえ、それはADHDへの有効性であって、素行障害そのものの治療薬はいまのところ開発されていない。

未就学や学齢期の子供をもつ親は、子供の行動に見られる素行障害の症状――この症状自体が「重大な問題行動」――をコントロールできる方法を知っておくと、子供に対して前向きに対処できるようになり、また、打ちひしがれた家庭にもある程度の落ち着きがもたらされる。この訓練は子供ではなく、むしろ親を直接の対象にしている。正の「随伴性マネジメント」と呼ばれる教育法で、さまざまなトレーニングセッションが用意されている。心理療法やブート・キャンプのような〝治療法〟とは異なり、随伴性マネジメントはきちんとした根拠にもとづいており、系統的な研究によって有効性が確認され、手法についても洗練が重ねられてきた。

正の「随伴性」の「随伴性《コンティンジェンシー》」とは、いわゆる「たられば」とその結果（何かをしたら、それにともなって何かが起こる）を組み合わせたものだ。育児という営みでは、随伴性はそれと意識されないまま発生しており、子供はその結果として「社会的報酬」を得ている。たとえば、子供がテーブルのパンをキッチンの棚に戻したら、母親は子供に向かってにっこり笑った——この場合、棚にパンを戻す行為が「正の行動《ポジティブ》」で、この行為に対して親が「にっこり笑う」ことが子供には心地よく感じられる報酬となる。

正の随伴性マネジメントでは、無意識のうちに行われるやりとりとはちがい、親がトレーニングを受け、意図的に随伴性をうながす状況を設定しておく。特定の行為に対してあらかじめ具体的な報酬をひもづけて子供に告げておき、その結果を得点表に記して「見える化」しておく。それぞれの行為（進んで歯を磨いた、トイレを使えたなど）を得点表に記し、ひとつひとつの行為について報酬の〝ポイント〟を併記し、得点表のポイント欄には具体的な賞品（たとえば、七ポイントでヒーローのステッカー、一四ポイントで小さな玩具など）が書かれているが、社会的報酬はこうした具体的なものでなく、たとえば、パパとママとの鬼ごっこ、寝るときに本を読んでもらえるなどでもいい。さらに、子供がうまくこなしたときにはかならずほめてあげる。抱きしめてあげてもいいだろう。

ただ、素行障害を病む小児や子供の場合、ほかの子供に比べて社会的報酬に対する動機づけがはるかに難しい。そこで、得点表に書かれた報酬は、彼らの関心をとくに満たすものを選ぶようにする（好きな料理を作ってあげる、人気のゲームを買ってもらえる、パソコンを使える時間を増やす、新しい服のプレゼントなど）。さらに、社会性が高く、非暴力的な行動を中心に高いポイントが獲得できるようにしておく。たとえば、「車に乗っているあいだ、大声をあげず、弟や妹をいじめずに行儀よくしていた」「食事中に乱暴な言葉を使わなかった」「部屋に赤ん坊がいるとき、ものを投げたりせず、静かにしていた」などだ。

親に対する正の随伴性マネジメントは、「ペアレント・トレーニング」（ＰＭＴ）と呼ばれることもある。その練習は普通、子供の行動に詳しい心理療法家の指導にしたがって行われている。「カズンメソッド[23]」は、こうしたプログラムのなかでもよく知られた訓練法のひとつだ。「カズン」という名称は、プログラムの発案者で、イエール・パレンティング・センター（YPC）所長でもある児童精神医学者のアラン・E・カズンの名前に由来している。カズンによれば、随伴性マネジメントは、根本原因の治療ではないが、子供の問題行動に直接的に働きかけ、プログラムの結果、子供は社会的にふるまうようになり、他者との否定的な交流は減って家庭内も落ち着くなど、きわめて大きな変化がおのずともたらされると説いている（それはこの訓練を受けた家族が証明している）。

経験を重ねながら作られていく脳の回路

次に紹介するケースは、子供の「冷淡かつ非情」な特徴そのものを治療するわけではないが、破壊的な行動を示す子供に直接働きかけることが、親にとってどれほど好ましい結果をもたらすのかがおわかりいただけるだろう。

スミス夫妻には子供が二人いて、長男のウィリアムは八歳、長女エイミーは五歳になる。ウィリアムは素行障害と診断されたが、エイミーは健康な感性をもった普通の子供だ。

夕食のあとはテレビを見て、くつろいで過ごすのが一家の習慣だった。このときウィリアムは小さな妹をいつも足で蹴っていた。手加減するどころか、妹が泣き出せば声をあげて笑い出す始末で、エイミーの脚はいつもアザだらけだった。エイミーが泣くと母親は娘を寝かしつけたが、今度は妹の寝室に押し入って、恐ろしい怪物の話を始め、「お前が寝たら、その化け物が魔法を使ってクローゼットから出てくる」と脅していた（毎晩新しい怪物が登場するので、ウィリアムはその点ではみごとな想像力の持ち主だった）。「妹の部屋には入らないで」と母親は何度も命じたが、言うだけ無駄だった。エイミーは震え上がり、結局、ほとんどの夜を両親のベッドでいっしょに眠った。

困り果てた両親は、かかりつけの小児科医の助言にしたがい、保護者向けのペアレント・トレーニングに参加し、ウィリアムの行動改善を目的にした随伴性マネジメントの進め方を学んだ。プログラムにしたがって夫妻はポスターサイズの評価表をキッチンの壁に貼り、そこに記入するポイントとして、金色の星のシールを購入した。

星が四つになったら、おやつにチョコバー一本（一回）、星八つでビデオゲームを三〇分間延長（一回）の権利が与えられる。もっとたくさんの星をため、二〇ポイントを達成したらアクションフィギュアを買い与えるつもりだ。個別の報酬とそれぞれの対価は、目立つように評価表のいちばん上に示されている。具体的な目標が達成されたら、記された数の星のシールを評価表にひと目でわかるように貼っていく。

ほとんどの評価表に達成項目として掲げられているのが、我慢をすることだった。

「今日一日、ママやパパに文句を言わなかった」

「薬を飲むときに『ぶつぞ』と言ってママを怖がらせなかった」

「同級生とけんかして泣かすようなことは言わなかったし、やらなかった」

「先生に嘘は言わなかった」

学校は、問題を抱えた子供にとって、社会で生きていくスキルと学習プログラムを提供してくれる唯一の場所なので、登校日には少なくとも一日一回学校から報告の電話をもらえるようにしておいた。また、達成目標の評価は一日一ポイントが原則だが、ウィリアムの場合、一日二ポイントに設定されている例外的な項目が二つある。それは「妹を蹴ったり、傷つけたりしない」と「妹に怪物の話や怖い話を聞かせない」である。

この〝ゲーム〟にウィリアムはたちまち夢中になった。ほうびがもらえるばかりか、親にも〝勝てる〟。普段ならもらえないはずのものが、自分しだいで親に与えさせることができるのだ。一方、両親には、このやり方は見え透いたものに思え、また息子が親の承認よりも、ものを動機にして自分を抑制している点がさみしかった。

しかし、そうした思いとは裏腹に、プログラムはたしかな効果を現していた。家と学校の両方でウィリアムの行動が改善されていたのだ。わずかずつとはいえ、生活も日ごとに落ち着きを取り戻していた。就寝時間に騒ぐことももうない。ただ、親たちは、この随伴性マネジメントという手法は、五歳のエイミーには不公平なシステムのように思えた。エイミーはいつも行儀がいいにもかかわらず、それに対して物質的な見返りは得ていない。エイミーは素行障害ではないという理由で、兄が手にしているような特別な褒美をもらう機会を奪われている。

両親はエイミーにも褒美を与えることにした。普段よりも言うことをよく聞いた日や友だちと仲よくしていたときである。だが、素直なエイミーにとってこの新しいプログラムの最良の恩恵は、兄から毎日のように蹴られなくなったこと、毎晩聞かされていた怖い話をもう聞かずにすむようになり、夜は静かに目を閉じて眠れるようになったことだった。

ウィリアムはわざわざ相手の痛いところを突き、家族が狼狽する様子を見るのを楽しんできた（その意味では子供ながら、ウィリアムも人の「心を喰い荒らす者《エモーション・イーター》」だった）。だが、そのウィリアムの頭のなかをいま占めているのは〝ポイントをどうやってためるか〟であると知り、家族もようやく安堵できた。

「正の行動」に導くペアレント・トレーニング

概して言うならば、素行障害が認められ、学校側から社会的技能《ソーシャルスキル》[24]と教育支援が得られる環境にあれば、この障害に対するもっとも効果的な対処法とは、ウィリアムのように、随伴性マネジメントを踏まえたペアレント・トレーニング、保護者と学校の連携、ＡＤＨＤの投薬を組み合わせたものだと言えるだろう。この方法は素行障害の根本原因の治療ではないが、いずれも対象の子供に対して、行動様式の変化をうながし、支援することを目的にしている。

たとえば、学校で教えられるソーシャルスキルを学ぶことで、こうした子供たちもほかに子供に向かって「おはよう」「お願いがあるんだけど」「ありがとう」と言えるようになり、相手をつかんで押し倒そうとする彼らの衝動を別の方向に向けられる。しかし、このトレーニングで変えられるのは、あくまでも子供の挙動のレベルにとどまり、行儀をよくしたいとか、友だちが本当にほしいという思いを子供に植え付けることはできない（そうやってソーシャルスキルを教え込んだ子供の多くが、いずれソシオパスの診断をくだされてしまうのだから、やるせないといえばやるせない）。しかし、素行障害を抱えた子供をもつ親や教師にすれば、こうした指導のおかげでほかの子供が苦しめられたり、攻撃されたりする問題から解放されるだけでも大成功なのだ。

医学知識や医療技術は急速な進歩を続けている。「冷淡かつ非情緒的」な脳に見られる傍辺縁系の機能不全を引き起こす具体的な原因が発見されれば、こうした障害も治せるのではないかと考えてしまう。脳卒中やケガによる脳損傷を負いながら、要所ごとの機能を回復した例に見られるように、前脳部の神経回路に備わる並はずれた可塑性を考えると、「冷淡かつ非情緒的」な脳の神経学上の欠落を克服する方法——普通なら人への愛と良心が存在するはずの空っぽの空間を埋める治療法も発見されるのではないかとも思える。

脳の回路は経験を重ねながら作られていく。いずれ将来、脳神経学者によって脳の可塑性を高める化学療法が開発されれば、脳本来の傾向が強化されるという望みがもてるようになるかもしれない。行動主義心理学者*でもある前出のアラン・E・カズン教授は、素行障害に関する自身の療法について次のように述べている[25]。

「繰り返し行うことで特定の行動が子供の行動レパートリーに固定される。この過程は脳の変化をともなっている。（略）近年、脳の化学と構造の研究が技術的に進歩し、この過程が分子レベルでどのように展開しているのか観察できるようになったが、研

*訳註　一九一三年にアメリカの心理学者J・B・ワトソンによって提唱された現代心理学の学派。内的な意識を重んじるそれまでの心理学ではなく、対象の客観的な行動を観察することで科学的な心理学の確立を目ざした。

究そのものはまだ始まったばかりで、ごく初期のレベルにとどまっている。現時点では、行為を反復することで脳は変化する事実が確認されたとだけ言っておこう。現在、取り組んでいるのは、この変化がどのように起きているのかを正確に観察することなのだ」

脳に本来備わる可塑性を化学的に強化しながら、前向きな社会的相互作用《インタラクション》をもたらす行動トレーニングを繰り返していけば、他者との良好な関係を結べる脳の働きはおそらく回復するだろう。

傍辺縁系が正常に働くようになれば、素行障害を病む子供たちも学校でソーシャルスキルをきちんと学べるようになる。なぜなら、こうした子供たちも心の底から友だちがほしいと願うようになるからである。家庭でもきちんとふるまえるようになるのは、自分がかけがえのない存在だと父親や母親に認めてもらいたいと本人が思うようになるからだ。感情を介して人とつながるという新しい能力を得て、自分以外の人に対して優しくふるまおうと考えるようになる。素行障害は消えてなくなり、生涯に及ぶソシオパスになるかもしれないという苛酷な運命も克服される。

平気で人をだます投資詐欺《ポンジ・スキーム》の犯人、冷酷な知能犯、わがもの顔で暴れる学校のいじめっ子、家庭の暴君、血も涙もない政治家――ソシオパスかもしれないこうした人間がはびこる世界ではなく、医学の支援を得て、赤ん坊のころから他者と感情的な絆を育んできた人間が暮らす世界がどんなものか想像してみてほしい。十分な予算と科学的な関心があれば、CU特性をもつ子供の脳に確実な変化をもたらす研究が進められるだろうし、しなくてはならない。このような研究を通じて、世界は変えられると証明されるかもしれないのだ。

しかし、現時点では、先天的に愛情や良心をもたない者にその能力を授けられる治療法はなく、このようなすばらしい達成を遂げられるのはまだ将来の話だ。

良心をもたない子供から家族を守る

けれど、素行障害を病む子供をもつ親には、科学の発展を漫然と待っている余裕などない。現時点では治療法がないこの障害にただちに向き合っていかなければならない。とくに不安を覚えているのは、この障害につきものの理不尽な行動について、家族のほかの子供たちにどう説明すればいいのかという問題だ。

すでに十分すぎるほどストレスを負っている親には、できれば避けたい気の重い問題で、そのせいで適切とはほど遠い説明になってしまうケースが多い。子供を相手に、「お前の兄さん（姉さん）には良心が欠けている」と完璧に理解させる方法などなく、どのように話を切り出しても、聞かされた子供は恐れて、困惑するばかりだ。だが、親が話してやることによって、かなりの救いを弟や妹には与えられる。子供の年齢に応じたガイドラインがあるので、その手引きにしたがえば、話を聞かされる子供の恐怖をやわらげ、問題を抱えた兄弟や姉妹を理解するうえで役に立つだろう。

どこまで詳しく話すかは、主として道徳に対するその子供の理解がどの程度か、その発達段階でちがってくる。一〇歳未満で、とくに問題を抱えていない大半の子供の場合、行為の善し悪しは、権威をもつ人間によって罰せられるか罰せられないかで判断している。ほとんどの子供は自分の保護者と精神的につながっているので、父親や母親の叱責はきわめて重い意味をもち、しかられたら激しく動揺して、「やめなさい。困った子ね」程度に穏やかにさとされても、腹を立てた口調で言われれば子供は不安におちいってしまう。

このぐらいの年齢の子供にとって、「しかられる／しかられない」の基準にしたがって物事の善悪を区別するのは非常に重い意味をもち、親の怒りとそれに関連する「よい」「悪い」というひと言に子供が全身で反応するのも珍しくはない（多くの親が、しかられた子供が体をよじりながら、大声で泣いている姿を覚えているはずだ）。大人は、善悪をめぐる子供の考え方を単純だと見なしてしまいがちだが、子供と向き合って話すときには、親は彼らの考え方や感じ方を尊重しなくてはならないだろう。まして、その子供の兄弟姉妹が抱える心の問題について話し合うときはなおさらだ。一〇歳未満の普通の子供に素行障害について説明する場合、叱責の観点から話すようにすれば、相手にもよくわかってもらえるだろう。

一例をあげよう。そろそろ就寝という時間に、六歳の娘カーラと母親のあいだで交わされた会話だ。ベッドに腰を降ろし、二人は一〇歳になるカーラの姉ニコルの素行障害について話を始めた。

カーラ ママは昨日のこと覚えている？ ニコルがブランコの鎖をはずしたので、わたし、ブランコに乗れなかったの。それを見てニコルは大きな声で笑っていた。そしたらママが怒って、家に入っていなさいってニコルに言っていた。そのまま夜のご飯まで、ニコルは家から出られなかった。

母親 ええ、覚えているわ。あなたは本当にびっくりしていたわね。それなのにニコルは笑っていたわ。

カーラ だからニコルをおしおきしたの？

母親 そう、おしおきしたの。ニコルが悪いことをしたから。これで三度目。ママはこれまで二回、ニコルに注意をしてきたわ。それなのに、ニコルは昨日もやってしまった。だから、ママはあの子を家のなかに入れたの。

――二人ともここでしばらく口をつぐむと、それから――

カーラ　でも……ニコルはまた同じことをしたの。また、ブランコの鎖をはずしたのよ。
母親　またって。いつ。
カーラ　今日。
母親　今日って……ごめんね。明日はママがそばについているから、ブランコに乗れるわ。
カーラ　でも、わたしにはよくわからないの。なんでニコルはまたやったの。怒られたばかりなのに。

――ふたたび沈黙、母親は息を整えてから、次のように話し始めた――

母親　ねえ、カーラ、悪いことをしてママに怒られたら落ち込んでしまうわよね。
カーラ　うん。本当に悲しくなる。胸まで苦しくなってくる。でも、どうして苦しくなるの……わたしにはわからない。
母親　そうね。ママも子供のころ、パパやママに怒られると胸まで苦しくなったわ。たいていの人も同じように胸が痛くなると思うわ。でもね、ニコルはそんなふうには感じることができないの。怒られても、あの子は平気なの――少なくともママやカーラみたいに苦しむことはないの。だから、いくらしかられてもニコルは意地悪をやめないの。何度しかられても、また意地悪を繰り返して、やめようとしないのよ。

カーラ　でも、わたしの友だちはみんな、しかられたら本当に悲しそうな顔になるわ。

母　親　そうね。でもね、ニコルはそうじゃないの。

カーラ　じゃ、いつになったらニコルはみんなと同じみたいになるの。

母　親　たぶん、このままずっと同じだと思う……。

カーラ　何かできないの。ニコルの意地悪を治す方法。

母　親　ないのよ。いまのようなニコルを変えられる方法はないの。ニコルはニコルのまま。あなたがあなたのままであるようにね。それはママも同じ。だからね、これだけはちゃんと覚えておいてね。ニコルに意地悪をされても、それはあなたのせいじゃないの。カーラ、ママと約束できる。何があっても原因は自分のせいじゃないって、いつも覚えていてね。約束よ。

カーラ　（不思議そうに母親を見つめながら）わかった。忘れないって約束する。

母　親　そう、カーラならできるわよね。ときどき、この話を繰り返すけれど、いいわよね。

カーラ (この話題にはもう飽きた様子で) 明日はブランコに乗れる?

母　親 もちろん、だいじょうぶ。ママがそばについているからね。

姉が普通ではないこと、親がしかったり、とがめたりしても落ち込みもせず、意地悪をやめない事実を親が淡々と妹に話して聞かせる。こうした説明を何度か繰り返すことで、幼児期を通じ、姉から受けるカーラの痛手はかなりやわらぐだろう。カーラは自分が信頼を寄せる相手から、事の善悪に関して、自分の姉は人とはちがっている事実、そして、姉が自分を苦しめても、それは自分のせいではない事実をはっきりと教えてもらうことができた。母親から事実を聞かされたことで、今後、姉からどれほどひどい仕打ちを受けても、それまでのような圧倒的な動揺は軽減され、自分の感情をもてあそぼうとする姉のたくらみに対して、ある程度の抵抗力が備わる。

親たちに突きつけられる決断

カーラより年齢が高い子供の場合、伝え方はさらに微妙だ。一〇歳以上の健常な子供の善悪の基準は、権威者に罰せられるから悪い行為と考えるのではなく、社会的ルールや家族のルールに関する意識が成長に応じて発達しているからだ (「人を傷つけてはいけない」「「ものを盗んではいけない」「嘘をつくのは悪いことだ」といった意識）。この年齢の子供にとって、ルールそのものが重要であり、それを破ることは悪い行為なのだ。このステージに達すると、普通の子供の場合、ルールを破れば、その行為が発見されたり、罰せられたりしなくとも自分に対してやましさを感じる。子供の心がこの段階にまで発達していたら、人間の「良心」について語り合えるようになるだろう。

カーラの年齢を六歳から一二歳に変え、母親がはじめて姉が抱えている障害について話しているという設定で考えてみよう。ニコルはこの時点で一六歳になっている。カーラが買ったばかりの新しい靴をニコルが盗んでどこかに隠してしまった。この靴はカーラにとって特別な靴で、小遣いをずっと貯めてようやく買えたものだった。妹の感情をかき乱すため、これまでニコルは長いあいだ理不尽でひどい仕打ちを繰り返してきたが、この事件はつい最近になってニコルが引き起こした騒ぎだった。

母親と二人で必死になって探したが、結局、靴はどこにも見つからず、カーラはとうとう泣き出してしまった。母親は一～二年前からカーラが目に見えて消沈していることに気づいていた。カーラは日ごとに生彩を欠いていくように思えた。娘の気持ちを少しでも引き立ててやろうと考えた母親は、カーラに小遣いを貯めて新しい靴を買ってみたらとすすめた。事もあろうに妹のその靴を姉が盗んだのだ。母親まで泣きたい思いだった。

「たったいま靴を返しなさい。さもないと二週間、家から一歩も外には出しませんよ」と怒気をにじませた母親の声は、ニコルもカーラもこれまで聞いたことがない声だった。たしかに母親は怒ってはいたが、二週間の禁足中、結局はニコルとの消耗戦に明け暮れることは自分でも十分承知していた。

だが、ニコルは、自分はやっていないとはいっさい言い返さなかった。そのことに母親とカーラは驚いた。そして、妹に目を合わせ、落ち着き払ったままこう言った。

「地下室よ」

地下への階段を駆けおり、カーラは大切な靴を探した。

「洗濯機のうしろ」と階段の上からニコルが声をかけた。

その直後だった。カーラの悲鳴があがった。「嘘でしょう。信じられない。なんてことをしてくれたの」

「どうしたの、何があったの」。驚いた母親は階下に向かって叫んだ。このとき母親は、何が起きていたのか薄々気づいていた。

「ヒールがない。ママ、ニコルはなんでこんなことができるの。わたしの靴のヒールを折ってしまったのよ」

ねらい通りとばかりに、満面の笑みをニコルは浮かべていた。

母親はこれまで何千回となく繰り返してきた思いにとらわれていた。わたしたち夫婦は、カーラを本当に素直な娘に育てられた。その同じ家で、先に生まれた娘は親のお金やアクセサリーを平気で盗み、ペットの犬をむごたらしく傷つけてきた。家を燃やそうと火をつけようとしたこともあるし、嘘は毎度のことである。

ニコルの問題について、今日こそカーラと話し合おうと母親は決心した。今晩、カーラがベッドに入る前に話し合うことで、一二歳のカーラと自分に課された負担も軽くなるだろう。その晩、母と娘は、自分たちがニコルと同じようなことをしたら、良心はどれほど痛むかと話し合った。

「カーラ、もしあなたがニコルの大切な宝物をわざと壊したとしたら、あなたはどんな気持ちになるかしら」

「気がとがめるはずだわ」

「ママもよ」

母親は、良心とは自分の心の声ではないかと話した。たとえ偶然にせよ、ほかの人を傷つけるようなまねをしたら、自分はうしろめたさや居心地の悪さにさいなまれ続けるだろう。そして、カーラに向かい、あなたのお姉さんはその良心――心の声をもちあわせていないのだと説明した。

話を聞いたカーラはしばらく考え込むとこう尋ねた。「それって、ニコルは何をやってもやましさは感じないということなの。まさか、そんなことってありえるの。わたしには想像もつかない」

「そのまさかなの。何をやってもあの子はやましさを感じないの」と母親は答えた。

「ママにも想像はできないけどね」

翌日、カーラは母親にある秘密を進んで打ち明けた。いままで黙っていたのは、怖がっていると知られたら子供だとバカにされると思ったからだ。カーラの話では、ニコルは以前から妹にコカインを試してみろとそそのかしているという。コカインはニコルのドレッサーのいちばん下の引き出しのパジャマの下に隠してある。

「そこにあるので全部みたい」。そう言ってカーラは告げ口でもしたように目を伏せた。

母親は動揺を悟られないように気を取り直し、昨日の夜、二人で話し合えてよかったと娘に告げ、こうした問題に一人でなんとかしようとしなかったことは正しい判断だと話した。カーラを抱きしめ、姉の強引な誘いを拒み続けたカーラの意志の強さについて話した。カーラはカーラで、母親に打ち明けたことでもう脅える必要はないと胸をなでおろしていた。

「わたしにこんなことを試させようとするのは、ニコルに良心がないからできるの?」

「そう、良心がないからできるのよ」と母親は悲しげに答えたが、もうとりつくろった返事はしていない。

カーラから聞かされた思いがけない話はこれで終わりではなかった。カーラと両親はどうやって問題に対応したのだろう。カーラを一二歳に想定したこの例の場合では、両親は次女の安全を考え、祖父母の家に彼女を預けると、長女が隠していたコカインをトイレに流した。それから、これまで先送りにしてきたつらい決断について夫婦で話し合った。その決断とは、ニコルが一八歳の成人年齢を迎えたら、ただちに家から出ていかせることだった。ニコルは、これまでにも家出を何度か繰り返し、家に帰ってこない日が数日に及ぶこともたびたびだったが、生活力がない以上、最後にはかならず家に帰ってくると親は確信していた。ニコルにとっても、親元で暮らしたほうがはるかに楽だ。

ニコルが一八歳になるまであと二年足らず。とはいえ、夫妻はそれまで、娘の意志には反してまで家から追い出す心の強さを保てるだろうか。あるいは、それまでのあいだ、夫妻は娘との生活に耐えられるのだろうか。なにより問題は、カーラが辛抱できるのかという点である。しかし、夫妻は、ニコルの主治医が以前推薦してくれたセラピストに連絡をとることができた。この医師はニコルの素行障害を最初に診断してくれた。

セラピストに相談することは、こうした状況に置かれた親が直面する心痛に対処するうえでも大切だ。喪失感、悲哀、挫折感、子供を見捨てたという罪悪感、安堵感、さらにその安堵感を覚えているやましさを鎮めるためにも、セラピストは欠かせないのである。

セラピストのほかに、弁護士が必要になるかもしれない。父親は、一六歳の娘の問題で法律上の助言を求めることをためらった。だが、このコカインがただの使用目的ではないとしたら。ニコルがもし密売をしていたら、しかもこの家を根城にして売買していたとしたら、夫妻は自分たちの身を守らなくてはならない。弁護士から警察に通報したほうがいいと説かれたら、夫妻には自分の娘を警察に突き出す覚悟はできているのだろうか。父親が考えなくてはならないのは、これまでニコルが家族に何をしてきたかであり、その点を踏まえれば、弁護士の忠告にしたがうことになるだろう。

適切な治療トレーニングと家族のケア

素行障害を病む子供をもつ親のために、本章で紹介した内容を実際的な点から整理しなおして、ただちに応用できる対処法について具体的に記しておく。

・虐待をしていないかぎり、**子供の良心が欠落しているのは親のせいではない**。それどころか、親は手に負えない絶望的な状況におちいっているので、全力で立ち向かっていかなくてはならない。自分が引き起こしたわけでもなく、思いもよらなかった問題をめぐり、みずからを責めて気力を失わないようにくれぐれも注意してほしい。

・個人や集団で行う精神力動的心理療法、精神科の入院治療、矯正ブート・キャンプ、ブート・キャンプへのショック収容は、いずれも効果が認められず、冷淡かつ非情緒的（CU特性）な子供の行動様式を悪化させることになりかねない。これは第2章で指摘しているもっとも重要なポイントで、素行障害と診断された子供には**決して行ってはならない**。

現時点で効果が認められる素行障害の対処法は、随伴性マネジメント（カズンメソッドなどの行動主義心理学にもとづくプログラム）であり、子供がＡＤＨＤを併発している場合は症状を抑制する薬の投与、また、学校による社会的《ソーシャル》技能《スキル》と教育支援、家庭でトレーニングを進める親に対する学校の支援といった包括的な療法だ。わたしとしては、治療プログラムを適切に組み合わせるため、経験豊富な児童心理学者の協力を求めることをおすすめしたい。彼らの多くは行動主義心理学を専門に学んでおり、地区によっては教育機関を通じて紹介してもらえる。

・冷淡で非情な小児や青少年、成人した子供をもつ親は、心理的に圧倒されるような経験を強いられる。それだけに自分をいたわり、遠慮せずに支援を求めるべきである。親が心理的なサポートを求めることは、子供の加療プログラムに劣らず重要であるばかりか、おそらく、それ以上に重い意味を帯びてくるだろう。

・CU特性をもつ子供がいると、家族全員が苦しみと痛みにあえぐ。あまり考えたくはないが、影響は家族のほかの子供たちのその後の人生にも影響を与えるかもしれない。わたしとしては、患者の幼い弟や妹もこの問題についてはオープンかつ継続的に話し合い、また、彼らが十代に達しているなら、自分の兄や姉についてさらに具体的な知識も（本書やほかの本を読むなりして）知っておいたほうがいいと考えている。ほかの子供を〝守る〟ためと考え、素行障害に関する知識から遠ざけるのは彼らのためにはならない。

素行障害の症状について話し合う機会を失ってしまえば、ほかの子供たちは自分一人でその答えを探さなくてはならなくなり、おそらく、親がそうだったように、彼らもまた自分が原因だと考えるようになってしまうかもしれない。もっとも愛情に満ちた親の選択とは、本章ですでに述べたように、子供の年齢に応じた方法でオープンにこの問題を話し合うことなのだ。

・素行障害を完治させる治療法が現時点では存在しない以上、この障害を病む十代の青少年の家族は、多くの場合、永遠に離ればなれに暮らすことが避けられない。繰り返しになるが、それだけに親は自分のためにも専門家の支援を求め、こうした状況につきものの心痛と罪悪感に対処してほしい。

第3章 職場に巣くう邪悪な者たち——同僚と上司がソシオパスだった場合

「わたしがこの手で握っているのは、ナイフだとあなたは言っているの?」
——映画『ガス燈』(一九四四年)

パワハラとセクハラにひそむ悪意

アンジェラは午前が苦手だ。今日はいつもよりひどく、なかなか仕事にとりかかれない。困ったことに午前中に片づけなければならない仕事があった。あと二~三分したらカイルとの面談が始まる。カイルはアンジェラの新しい部下で、今日は入社三カ月目の再審査の日に当たっていた。それまでに、カイルに関する査定表に評価を記入して書類をしあげなくてはならない。四~五行ほどのコメントでよかったが、それさえ面倒でしかたがない。

カイルはてきぱきと仕事をこなしている。いまのところ問題は見受けられない。だが、このわたしにとくに関心を寄せているわけではなさそうだ。「いいわ」とアンジェラは考えた。「それならそうで、やり方がある」と考えてにやりと笑った。査定表のフォーマットを開き、確認項目のチェック欄にレ点を入れていった。「大変よい《エクセレント》」「よい《グッド》」の項目に軒並みチェックをつけていき、それは「他の社員との協調性」まで続いた。この項目については「普通《アベレージ》」にレ点を入れた。こうしておけばアンジェラの上司も、均一の高い評価は彼女が誠実に検討したうえでの評価だと考えてくれるだろう。記入しおえたアンジェラは査定表をプリントアウトした。

この評価を見ればカイルも大喜びするはずだ。会社が終わったら家に飛んで帰り、奥さんにこの話を真っ先にするにちがいない。カイルほど家族思いの人間はいないという話を以前聞いたことがある。アンジェラの顔にもう一度笑みが浮かんだ。

部屋に入ってきたカイルをアンジェラはじっくりと値踏みした。やせぎすだが、肩幅があって見映えがいい。なかなか魅力的だと思ったが、シャイなタイプなのはまちがいない。満面の笑みを向けると、相手は恥ずかしそうに笑い返してきた。

「さあ、どうぞ」と声をかけた。カイルはデスクのかたわらに置かれたイスに向かったが、アンジェラはイスではなくソファに座るよう指さした。

「ソファのほうが、かしこまらずに話ができそうね」

「お気遣いいただいてありがとうございます、ウッドソンさん」

「いい、カイル。アンジェラと呼んでね」

はにかんだ笑みを浮かべながら、カイルはソファに腰をおろした。不安になるほど深々としたソファで、脚の置き場に迷ってしまう。アンジェラはイスから立ち上がると、そのまま部屋を横切ってドアのほうに向かった。腰をことさら振り、すきだらけの自分の後ろ姿がカイルにたっぷり見えるように歩いてドアの前に立つと、そこにあった掛け金《がね》をおろした。小さいがしっかりとした造りの掛け金で、アンジェラがこの部屋に移った最初の日に自分で取り付けた。この鍵をかけるたびに、相手は決まって当惑した表情を浮かべる。それ自体は小さな掛け金にすぎないが、相手が示す反応を彼女は楽しんだ。もちろん、なんで鍵を締めるのか、勇気を出して聞いてくる者は一人もいない。

自慢の体をふたたび誇示しながらデスクに戻ったアンジェラは、プリントアウトしたばかりの査定表を取り上げ、カイルの隣に腰をおろした。相手との間合いをわずかに詰めた位置をわざわざ選んでいる。実際、アンジェラはこの手の計算については自分でもほれぼれするほど通じていた。しかし、まだあせってはいけない。カイルとは今日が一回戦だ。この駆け引きをものにするには、その前にやらなければならないことが残っている。

手にしていた査定表を相手に渡した。「どうぞ、カイル。見てもいいわよ。きっと気に入ってもらえると思うわ」

カイルが査定表の評価に気を取られているあいだに、アンジェラはヒールを脱ぎ、体の向きを変え、横座りでソファに座って相手を見つめた。距離をさらに縮めた。

「驚きました」とカイルは声に出した。「これほどの評価をしてもらえたなんて。本当にありがとうございます。会社の仕事は心から気に入っており、いつも一生懸命にやってきました」

「それは、よくわかっているわ。ここまでできる人はほかにはいないもの。わたしたち二人なら、この会社できっとうまくやっていけるはずよ。あなたもそう思うでしょう」

「本当によろしくお願いします、ウッドソンさん」

カイルの膝に手を置き、「アンジェラと呼んで」とささやくと、肩と肩が触れ合うまで体をすり寄せた。アンジェラを横目で見たカイルは明らかに当惑していた。

アンジェラは、カイルが手にしている査定表に目をやり、「とくに四番目の項目がすばらしいわ。ほら、見て。『わが社の方針に対する理解』、本当に申し分ないわ」と言いながら、査定表をのぞき込むようにしてさらに体を傾けた。二人の肩がさらに密着する。カイルの顔は「どうしたらいいんだ」とばかりに真っ赤になっていた。

そのとき、デスクのインターフォンが大きく鳴り響いた。舌打ちしたアンジェラは素足のままデスクへ向かった。ソファのかたわらにころがるアンジェラのヒールを、カイルは信じられない面持ちで見ていた。

「なんの用」とインターフォン越しに秘書をどなりつけて要件をただすと、「わかった。電話をつないで」と答えた。そして、カイルに向きなおり、「もう、行っていいわ」と命じた。

カイルの顔は真っ赤なままだ。アンジェラは、社長と電話で話しながら、カイルが逃げるようにドアに向かっていく姿を楽しそうに見ていた。手が震えてドアの小さな掛け金がなかなかはずせない。ようやくドアが開くと、ころがるように廊下に出ていった——ゲームは始まったばかり。楽しませてもらうわよ、カイル——とアンジェラは声に出さずにつぶやいた。

社長は長年温めてきた事業について話したがっていた。慎重に慎重を重ねて練ってきた新規市場への参入計画だったが、すでに何度も聞かされ、アンジェラにはまったく興味がない。しかし、社長の機嫌をとるにはこの話を聞くのがいちばんで、長々と話につきあわされても、「すばらしいです」「画期的です」と答え、機会を見逃すことなく利用してきた。社長も喜んでくれたが、話だけではなく、自分に対しても関心を抱き始めていることにアンジェラは気づいていた。

いつもの調子が戻ってきた。電話を終えたアンジェラは、グレースをかまってやろうと思い立った。部下のグレースはいたぶって楽しむぶんには格好の相手だ。仕事に問題があったわけではない。むしろ仕事はでき、仲間の受けもよく、「誠実な女性」

とほめる者も少なくない。グレースが同僚に慕われていることはアンジェラも知っており、何かあれば彼女をかばおうとする者もいそうだが、上司にたてつき、クビになるのを恐れて口に出す者はいない。不景気になって転職が厳しくなるほど自分の気晴らしがうまくいく。そう思うと、アンジェラにはおもしろくてならなかった。

デスクの引き出しからオレンジ色のリストバンドを取り出した。バンドはドメスティック・バイオレンスの防止協会が寄付金を募る際に送ってきたもので、「泣き寝入りはしない」というスローガンが書かれている。寄付のお願いは無視したが、このゴムバンドは何かに使えるかもしれないと考えてしまっておいた。バンドを上着のポケットに入れ、ヒールをはきなおすと、アンジェラは部下たちが働くフロアーに向かった。

一二名の部下はパソコンの前で作業をしていた。グレースのデスクはこちらに背を向けた位置にある。アンジェラは相手に気づかれないようにその背後に立った。

「グレース」。アンジェラが鋭い声で叫んだ。

その声にグレースは飛び上がり、脅えた顔で振り返った。「ウッドソンさん、なんでしょうか」

「グレース、もうお昼近くの時間ね」

「ええ……はい、もうそんな時間だと思います」

「半日が終わったわけね。で、今日の午前中は何をやっていたの」

「午前中は……、おっしゃっていたメールの返事を送信しておきました」

「メールって。そんな仕事を頼んだ覚えはないわ」

「いいえ、お忘れですか。昨日、残って仕事をしていたとき、明日の午前中までにこのメールを送っておくように言われたので、わたしは——」

「そうなの、覚えていないわ。どうして、ありもしない話をでっちあげるのかしら。電話一本ですんでしまう話なのは、あなたにもよくわかっているはずよ。人の話をきちんと聞けないから、いつも混乱ばかりしているのね。どうやら、人の話の聞き方を覚える必要がありそうだわ。自分でもそう思わない」

「でも、たしかに——」

「『言っていない』とお答えしたはずよ。そうだ、人が何を言ったのかきちんと覚えていられる方法を教えてあげましょうね」

そう言ってアンジェラは、ポケットからリストバンドを取り出し、グレースに差し出した。グレースはよくわからないといった目でバンドを見た。

「この鮮やかなオレンジ色を見たら、人の話をちゃんと覚えておくようにわたしが言ったことを思い出して。さあ、受け取って。つけてみてちょうだい」

バンドを手にしたものの、「こういったものは、あまり身につけたくはないんですが……」とグレースは答えた。

「ほら、また。人の話をちゃんと聞いていない。あなたがつけたいとか、つけたくないとかそんな話は聞いていないの。いいから早くつけなさい」

怒りで煮えくりかえったが、グレースは仕事を失うのを恐れ——さらにアンジェラの存在を恐れて——右の手首にゴム製のバンドを通すと、自分の手を見つめた。いたたまれない屈辱に涙がこみあげ、同僚の前にもかかわらず、泣き出しそうになった。

アンジェラは、相手の涙に気づき、これでひと仕事を終えたと思った。すっかり満足して、フロアー中を見渡した。誰もが打ちひしがれた顔で見て見ぬふりをしている。アンジェラは自分の力を心ゆくまで味わった。

助け合って生きてきた哺乳類の歴史

アンジェラはソシオパスだとすでに気づかれたと思う。また、そう考えた彼女の兆候についても具体的に指摘できるのではないだろうか。たとえば、常に人をだまそうとする。集中力が持続せず、すぐにあきてしまう。人をもてあそび、相手の意表を突くことへの激しい願望、無責任で他者を操作しようとする性向、甘言を使って相手を魅了する。目的のためなら女性であることを利用する。無情で冷酷、しかも狡猾な性質は言うまでもなく、権力に対する異常なこだわりがあげられる。

職場では、それぞれが助け合い、協力してひとつの目標の実現に向けて取り組むことが望まれているが、アンジェラの場合、助け合いや協力どころか、どのような形であれ、集団への貢献そのものにまったく関心を示さない。唯一の目的は彼女自身のためであり、他者に対しては異様なほど搾取的だ。

哺乳類は長い進化の歴史を通じて（人間も例外ではないのは言うまでもない）、他人と協力しあう適応能力を発達させてきただけに、〝人間に近い〟といわれる類人猿の行動について説明することで、ソシオパスとしてのアンジェラの目的がいかに病的で奇妙なものであるか知ることができる。「マイク」という名前の若いチンパンジーを例に話を始めよう。

二〇〇九年、セネガル共和国のケドゥグ地区で密猟者のグループが生後九カ月のチンパンジーを見つけ、群れを襲ってさらっていった。チンパンジーの母親は、襲撃中に密猟者がけしかけた猟犬に嚙まれ、大けがを負っていた。幼い動物を容赦なく奪い去っていく密猟はアフリカでは珍しくはないが、このチンパンジーの一件がほかの密猟とちがっていたのは、研究チームによってチンパンジーが取り返され、襲撃から五日後、無事に母親のもとに返すことができたからである。

密猟に怒ってチンパンジーを取り返したのは、セネガルのサバンナ・ウッドランド（乾燥疎開林帯）と呼ばれる植生で生息するチンパンジーを観察していた、アイオワ州立大学の人類学者たちだった。彼らは救出した子供のチンパンジーを「エイミー」と名づけ、ケガを負った母親を探した。母親はサバンナに生えた樹上で見つかり、母親のほか、群れには九頭のチンパンジーがいた。研究者は母親を「ティア」と名づけ、樹から一五メートルほど離れた地面に子供を置くとその場から離れた。

人間が十分な距離まで離れると、樹からただちにマイクが降りてきた。これまでの調査から、マイクは一〇歳前後の若い雄のチンパンジーで、ティアの血縁に連なることが判明していた。エイミーを抱き上げたマイクは急いで樹の下に戻った。ケガをしていたにもかかわらず、いそいで樹から降りてきたティアにマイクはエイミーを渡した。樹上にいたチンパンジーも降りてきて親子を囲み、ふたたび会えたことを歓迎するようにあえぐような鳴き声をあげた。

ティアは幼いエイミーを自分の近くに置いたまま、仲間のチンパンジーといっしょに数時間体を休めた。その様子を研究者は距離を保って観察している。午後遅くなり、群れが移動する時間になったが、傷が痛むためティアは満足に歩けず、群れのペースに合わせていけない。そのうち傷口から出血が始まり、寄ってくるハエを追いながら、何度も立ち止まっては傷を確かめた。立ち止まるたびにティアは、エイミーを自分のそばに置いて片時も放そうとせず、ひと息ついたらまたエイミーを抱いて仲間のあとについていくことを繰り返した。移動が始まって五分ほどしたころだった。エイミーの様子にマイクが気づく。ティアのもとに引き返すとエイミーを抱《かか》え上げ、その後は群れがねぐらにつくまでマイクが抱き続けたのだ。

動物がたがいに助け合った例はほかにもたくさん報告されている。危険を察知した動物園のチンパンジーが、飼育員を守るためにこぶしを握りしめて用心していた例、また、仲間の群れの雌が産んだ子供でも、細心の注意を払って面倒をみるゾウがいる。イボイノシシのなかには、親に死なれた子供を自分の子供として育てるものもいる。取り乱した仲間に腕をまわして慰めるチンパンジー、また、二羽で協力しなければ作動しない給餌装置を使ってエサを食べるミヤマガラスの例が報告されている。カラスは、自分よりも体が大きく、どう猛な動物でも仲間と協力して仕留めている。さらにマカクザルには仲介役として対立をなだめ、群れの平和を保つものさえいるのだ。

こうした実例の意味について、霊長類学者のフランス・ドゥ・ヴァールは、「ゾウやオオカミ、人間にいたるまで、仲間との協力を頼りにして生きているあらゆる種が、集団への忠誠と仲間を助けようとする性質を示している(1)」と説いている。また、動物行動学者のマーク・ベコフと生命倫理学者のジェシカ・ピアスは、共著の『動物たちの正義』（未邦訳）で、「近年、動物たちの協力関係について触れた論文や報告書が続々と発表されるようになったのは、この関係について調べれば調べるほど、その存在がさらに明らかになったからである。たとえ限られた時間でも、動物に目を向けていると、彼らがたがいに協力しあったり、仲間と楽しそうにじゃれあっていたりする様子をこれでもかというぐらい頻繁に観察できるのだ」(2)と書いている。

人間の邪悪を映した影

人類の祖先が生き抜いてきたのは、荒々しく、常に危険にさらされた太古の世界だった。生存率を高めたのは、彼らが一人ではなく、たがいに力を合わせ、集団を形成してきたからで、集団から離れ、仲間の助けや保護を得られなければ生き抜いていくのは難しかった。自然淘汰は、集団内で仲間を求め、たがいに協力し、衝突を避けようとする非ゼロサム的（一人の勝ちがほかの者に損失をもたらさないこと。双方が利益を得られるウイン・ウインの関係）な行動を示す人間に有利に作用したと、多くの進化論者が指摘している。哺乳類の祖先の脳内で発達しはじめた辺縁系はシンプルだったが、ことのほか適応性に富んでいた。仲間に対する愛着や忠誠、たがいに協力しようとする傾向によって、初期人類は生きながらえ、繁殖を続けていくことができたのだ。

ここで動物について話しているのは、もちろん人間の性質を際立たせるためである。わたしたちが人間として、窮地におちいった人に手を差し伸べたり、あるいは仲間と力を合わせて働いたりするとき、ごく当然のこととしてそれをやっている。

もって生まれた人間の性質には、他者を尊重して、助けようとする思いが刻み込まれている。だから、わたしたちは自分に近しい家族や職場の人たちと協力したり、彼らが必要とするときには、支持したり、手を差し伸べたりしようとする。たがいに持ちつ持たれつの関係にあるのだ。心から喜んでする場合もあれば、いやいや応じる場合もあるが、拒むことはめったにない。友人に対する怠惰や背信はきわめて好ましくないと考えられてきた。遠い祖先たちもその点に気づいていたのだろう。人間の脳のもっとも基本的な部分の深いところから、手を差し伸べろという声がささやきかける。社会的な動物として問題がなければ、拒むようなまねはできない。

力を合わせる性質が生物学的に備わっている事実は、社会的な生き物ならではの魔術であり、ある種の救済でもある。それはひ弱な齧歯類から、絶滅の危機にあるチンパンジー、あるいは人間にとっても同じだ。人間の場合、力を合わせて世界貿易センタービルという二棟の巨大な構造物を建設したが、それが邪悪な存在――愛情が欠落したうつろな穴――に破壊されたとき、人びとはふたたび手を携え、跡地に意味のある記念碑を建てることを計画して実現させた。集団にこだわり続けることで、人間は長大なゴールデンゲートブリッジを渡し、フーバーダムやパナマ運河などの巨大構造物を生み出したばかりか、衆知を集めて命を脅かす病気さえ克服した。

力を合わせるから、息をのむようなシンフォニーが奏でられ、知識と想像力の集積である大きな図書館が整えられる。人びとの力を結集し、チームがひとつとなって働くことで、すばらしいテクノロジーがやむことなく進化を繰り広げてきた。さらに合理的に、これまで以上にたくみに協力しあえるなら、人類はもしかしたら地球の環境を保ったまま、この緑の惑星で生きるすべての女性や男性、子供たちを飢えから救い、養っていけるようになるかもしれない。

それが実現されなかったのにはいくつか理由がある。最大の理由は政治や民族をめぐる確執、宗教の対立や利益への執着だが、それ以外にも理由はある。力を合わせようという人の生まれもった性質は、あらゆる人間に備わっているわけではないからだ。少数ではあるが、他者への愛着がもてない者にとって、自分以外の人間は単なる生きている人形で、もてあそび、画策をめぐらし、支配する対象にすぎない。

地球に生きる社会性をもつ動物――そのなかでもっとも社会化された生き物は人間であるはずだ――に関する発見を踏まえると、ソシオパスが抱える精神の欠落がいかに深刻であるのかが際立つ。彼らは社会性とは無縁で、仲間への愛着もなければ、困っている仲間がいても助けようとさえしない。それは、心に空いた穴のせいで生じた精神のゆがみであり、その穴がどれほど深いかは、そうでない人間には推しはかることはできない。彼らにはそのかわり、人にわざわいをもたらし、言葉通りの傷を集団の特定の個人、あるいは集団そのものに与える意志と能力が授けられている。

ソシオパスがかたわらを通りすぎるとき、人間の邪悪を映した影は、決して忘れられない冷たい息をわたしたちに吹きかける。(3)自分の恩人や同僚、友人と思っていた人間が冷血漢だと知ったとき、その驚きはみずからの存在を揺るがす恐怖に変わる場合がある。同僚や友人、隣人のなかにいる良心をもたない人たちの犠牲となったとき、わたしたちは言いようのない不安のせいでその場に凍りつく。それはあまりにも強烈な体験で、人間という種が原初的に備えている掟《おきて》さえ冒瀆《ぼうとく》している。

この邪悪に名前と顔を授けたくても、それはわたしたち普通の人間の外に存在する実体でもなければ、わたしたちの気質の一部に組み込まれてもいない。どれほど見まわしても、社会を形成する動物――チンパンジーやゴリラなどの類人猿、サバンナで暮らすイボイノシシ、森でほえるオオカミ――は、群れの仲間に危害をくわえはしない。生きていくために必要な食べ物が極端に不足し、激しい飢えに駆り立てられなければ、仲間を傷つけ、命を奪ってまで食べ物を争おうとはしない。あらゆる生き物にとって飢えはそれほど圧倒的な動機となる。

しかし、飢えにさいなまれていなければ彼らは仲間を攻撃しない。それどころか、困っている仲間がいれば助け、群れの子供を育てようとする。協力して狩りを行い、外敵から群れを守ろうとする。ここまでは悪い話ではない。悪い話は、すでに説明したように、人間の場合、人によって脳に未発達な部分を抱えた者がおり、奇妙なこの欠落のせいで、こうした脳の持ち主はやましさを感じず、それどころか時には喜々として人に危害を及ぼす点だ。彼らはわたしたちに交じって暮らし、見た目はわたしたちと同じだが、問題と苦痛、損害を次々に人にもたらし、それをやめようともせず、そうした行動を変えようともしない。

結局、相手の問題行動をとめるには、わたしたち自身に何ができるのかを考えなくてはならない。とくに、大半の人たちが毎日大半の時間を過ごさなくてはならない空間での彼らの問題行動、つまり会社という逃れられようのない場所で、上司や同僚の問題行動に対して、わたしたちにはいったい何ができるのだろう。

理不尽な悪夢

前著を出して以来、わたしのもとには、職場にいる冷酷な人間に関する手紙がひっきりなしに届くようになった。どの手紙にも書かれているのは、ある特定の人物が社内の人間を脅かし、たいていの場合、被害者は一人ではすまず、多くの者に被害が及んでいる。彼らにねらわれるのは、思いやりのある、寛容で優しい心遣いができる人が多い。

こうした手紙の多くに書かれているのは、被害を受けるかもしれない人たちに対するある種の責任感であり、たとえ時間がどれほど経過しても、完全にはいやされることがない心に負った傷の深さだ。

「スティーブンと結婚したその日から、わたしたちの結婚生活はのろわれてきました。彼は同じ広告代理店の経理部の同僚です。つきあうようになって数週間したころ、経理部の部長のポーラは、実は彼の別れた奥さんだという話を彼から聞かされました。彼にとってその結婚はまさに地獄のようだったそうです。夫を孤立させられるなら、ポーラはなんでもやったと言います。彼の携帯電話を取り上げ、知人のメールをすべて消去すると、それから彼のアドレスで、知人たちにひどいメッセージを送ったと聞きました。彼の車に大きなキズをつけたこともありました。彼が問いただしても、知らないと言って絶対に認めようとはしません。

そんなことまでしながら、なぜポーラは自分と別れないのか、スティーブンもほとほと困りはてていました。そんな痛手を負いながら、彼自身、五年も彼女との生活を我慢して過ごしています。彼女には人が逆らえない、得体が知れない不思議な力があったと彼は言います。何度も別れようとしても、そのたびに彼女のもとに引き戻されました。彼女はいろいろな手を使い、しきりに謝る場合もあれば、死んでやると言われたこともあったそうです。それでも別れるなら、こっそり撮影した二人の性行為のビデオをネットにあげると脅されたことさえあったそうです。そこまでされたのですが、三年前、なんとか離婚することができました。

ポーラのこうしたかかわり方は、実は氷山の一画にすぎませんでした。どうやら彼女は、彼以外の大勢の社員にも、同じような嫌がらせを以前から繰り返してきたようなのです。それにもかかわらず、部長に抜擢されたのは、取引先からの評判がよく、また、役員の目から自分のあくどい手口を巧妙にごまかせたからです。そうしているあいだも、スティーブンとわたしに対するポーラの攻撃はやむことなく続きました。

当時、わたしとスティーブンは転職の準備を進めていましたが、予定していたスティーブンの面接が突然キャンセルになったことが何度かありました。あとになって知りましたが、ポーラが他社の人事担当に電話をかけ、彼に関する根も葉もない中傷を繰り返していたそうです。スティーブンに対しては、なにかと理由をつけては残業を命じていました。そんなときは、彼女もいつもいっしょです。わたしについて、機会があればいつも別の男と遊んでいるとポーラが話して聞かせたのもこうした残業のときでした。もちろん、スティーブンはそんな話は信じませんでしたが、わたしは不快でなりませんでした。

ポーラの執着は、わたしたちが結婚してからも続きました。スティーブンもわたしもすでに会社は辞めていましたが、ポーラと完全に縁を切ることはスティーブンにはできませんでした。携帯の番号を変更しなくてはならなかったのは、ひっきりなしに電話とメールが送られてきたからです。しかし、どうやって調べたものか、しばらくするとまた電話です。意地の悪さと狡猾な手口に圧倒され、わたしたちは一瞬たりとも心が休まりません。どうしてポーラのような人間が、仕事ではそつなくキャリアを積んでいけるのか、わたしにはどうしても理解できませんでした。スティーブンを苦しめたくなったら、そのつど仕事と嫌がらせのスイッチを切り替えているような感じです。しかし、『なんで、スティーブンにとりついているの』という肝心の疑問に対する答えはまったく見当もつきません。

彼女にとって、スティーブンほどだましやすい人間はいないからでしょうか。そんなふうに考えていました。離婚後も、彼女の嘘にスティーブンはだまされかけました。事故のせいで車が大破したが、保険に入っていなかったと言って、彼に支払いを押しつけようとしたのです。もちろん真っ赤な嘘です。調べてみると、以前乗っていた車を売り、彼女は新しい車を買っていました。また、離婚する前、ポーラは会社の別の男性とも関係をもっていた事実をスティーブンは知りました。しかも、相手は一人ではなかったようです。

わたしたち二人にとって幸いだったのは、その後、優れたカウンセラーと出会え、きちんと問題と取り組むうえでの支援を得られた点です。これについては報告しておかなければなりません。また、代理店のかつての同僚たちと集まって話し合うようになりました。みんな、ポーラの被害者となった人たちで、彼女をめぐる空恐ろしい物語を語り合い、たがいに助け合うためです。

どうやってかわかりませんが、このときもポーラはわたしたちのカウンセラーが誰なのかを突きとめました。クリニックに電話を寄こして、わたしたちのことをさんざん中傷し、自分こそ精神的に痛めつけられ、自殺寸前にまで追い詰められたと訴えたそうです。あとになって知ったのですが、ポーラは自分の家族とも縁を切っていました。家のものを盗み出し、結婚していた姉妹については不倫をしていると、悪意に満ちた話をでっちあげて噂を広めていたそうです。

わたしたちも大変な目にあいました。なかでもひどかったのは、匿名の電話が警察にあり（もちろん、ポーラにちがいないでしょう）、少年が死んだ地元のひき逃げ事件の犯人はスティーブンだと告げた一件です。二人の警察官が家にきたのは穏やかな日のことで、陽気な天候に誘われて近所の人たちがみんな表に出ていました。人目があるなかで警官はスティーブンに質問を始め、事故当日の居場所を証明するものを求められたのです。

時間はかかりましたが、最後にはポーラに対する接近禁止命令を認めてもらえました。わたしたちの生活への脅威もだいぶ落ち着きましたが、これで完全に終わりだとは考えていません。たぶんいまごろは、誘惑した別の男性たちの人生を破滅に追いやることに夢中になっているのでしょう。彼女に苦しめられてきた人たちに同情を寄せられるようになったのは、わたしたちにとっても救いではあるのですが、彼女をとめることはできないのではないかとも考えています」

他人をおとしめ、支配する——ソシオパスの競争原理

あらためて言うが、真性のソシオパスの危害とはどのようなもので、どの点で一般の競争行動とちがっているのか、それらについては詳しく知っておいたほうがいい。ポーラの例からもわかるように、職場で繰り広げられるソシオパスの非情なふるまい方は、一般の人に見られる競争行動とは明らかに異なる。というより、彼らの行動や動機は、普通の精神の者がときおり示す競争行動や動機とは、たいていの場合、まったく別のものだからだ。

協調性や助け合いと同じように、競争も動物にとっては正常な反応だと古くから認められ、その点では人間ももちろん例外ではない。競争行動（あるいは対決行動）が攻撃的な行動にエスカレートするのは、生存にかかわる問題が起きた場合である。群れの個体数や生息地でのストレスが高じると、生存していくうえで必要な資源をめぐって争いが始まり、時には他の群れの個体を締め出す場合も珍しくはない。

一例をあげるなら、ウガンダでシママングースの群れを研究していた科学者は、群

れを支配する雌のマングースが、妊娠中の若い雌に爪や歯を立て、追いかけまわす様子を観察した。追い出された若い雌は、追いかけまわすマングースが産んだ娘たちで、攻撃は若い雌が群れから逃げ出すまで続いた。妊娠した雌を追い出し、群れの個体数を減らすことで、支配するマングースが産んだ別の幼い子供が必要とする資源を確保していたのだ。もちろん、こうしたストレスがかかっていない状況でも、群れの支配や交尾の相手をめぐって、動物だけではなく人間もさまざまな形で仲間と争っている。人間の場合、腕ずくの闘争も珍しくはないが、とくに職場で顕著に見られるように、多くは言葉によるか、あるいは相手に精神的な威圧をかけようとする。

こうした競争行動には目的志向の行為がかならずともなう。通常の競争は誰にでも了解できる目的や、生きていくため、あるいは幸せになるためという考えを動機にしている。だが、ソシオパスの競争行動では、いわゆる個人の損得が度外視されている場合がほとんどだ。ソシオパスの場合、攻撃が暴力あるいは言葉によるもの、またセックスやその他の手口というちがいはあっても、通常は、人をおとしめ、支配することだけを目的にして競い合っている。

そのため、彼らの競争行動は、多くの職場で見られる、豊かな生活や昇進をめぐって張り合う競争とは異なり、遊び感覚で他者を苦しめ、危害をくわえようとたくらんでいる（このような行為は、職場のちがいにかかわりなく、異常で破壊的な行動だ）。

驚くのはそれだけではない。ソシオパスのこうした欲求は、職場で有利に作用するどころか、発覚すれば解雇され、自分の生活そのものの基盤が破綻する抜き差しならない状況に追い込まれるリスクをともなう。やってみたいと想像することはあっても、誰も手を出さないのは、社会人として、企業人として、一人の人間として、自殺行為に等しいとわきまえているからである。それだけに、彼らのこうした行動の異常さに驚かされる。

誰にも気づかれずに、人の裏をかきたいという欲望は、たくらむ当人にとっても不毛な試みでしかない。ポーラのように部長という立場にありながら、何千通という脅迫メールを送ったり、複数の部下と関係をもったりすることは、会社で自分の評価を高めていくこととはほど遠い行為だ。それらは他者をおとしめ、自分の支配下におこうとする、本質的に不条理な行いである。

おそらく、わたしのもとに送られてきた手紙は、自己の価値を無視したこうした冷酷な仕打ちについて、もっとも克明に説明した記録であり、「ガスライティング」という手口によって、人を支配する状況が記されている。ガスライティングは、被害者自身が自分の正気を疑う心理的虐待の一種で、名称は一九四四年に公開された映画『ガス燈』*に由来している。

シャルル・ボワイエが演じるヒロインの夫は、過去に犯した殺人の秘密を再婚した妻――妻の名前はポーラといい、イングリッド・バーグマンが演じている――から隠すため、邪悪なトリックを使い、気が狂ったのは妻のほうだと信じ込ませていく。ガス燈は劇中で使われているトリックのひとつで、家のガス燈を明滅させ、これは自分の妄想なのだと妻に思い込ませていく。第三者から見ると、ガスライティングという心理的虐待のもっとも痛ましい点は、一見すると無意味な手口であるため、第三者からすれば、被害者が漏らす不満があまりにも奇妙で、被害妄想じみたものに思えてしまう点にある。そのため、被害者が脅えている危機状況がまったく信じられなくなってしまうのだ。

ガスライティングは、とくに会社という環境では効果的だ。ほかの人間をおとしめ、支配するあらゆる手法のなかでも、被害者に自分の認識や考え方に疑いと迷いを抱かせるという点ではもっとも冷酷な方法である。それだけに、もっとも効果を発揮する手口だとも言えるだろう。

“閉鎖系”の関係にはびこる職場のソシオパス

送られてくる手紙やメールにかならずと言っていいほど書かれているのは、加害者は職場で手もなく被害者を見つけている点だ。被害者は、その職場でもっともつけ込まれやすい人物で、自信にも乏しい人たちが多い。

「わたしの問題は数年前に始まりました。夫とは別々に暮らして、離婚について真剣に考えるようになったころです。当時、生活費の足しにと考え、知人が始めたパブでドリンクマネージャーのかたわら、パートですが経理としても働くようになりました。ライアンと知り合ったのがこの店で、彼はバーテンダーとして働いていました。

ライアンはとても魅力的な男性でしたが、それ以上にわたしの悩み――夫とのぎくしゃくした関係、離婚した場合、まだ小さい二人の娘が受けるショックなどについていろいろと相談にのってくれました。彼もまた難しい離婚を経験したことがあると打ち明け、自分にも三人の子供がいると言っていました。子供は別れた奥さんが引き取りましたが、時間を見つけてはいっしょに遊ぶようにしていると聞き、ますます好ましい印象をもつようになりました。ジム通いを欠かさず、体もきちんと管理しているような男性です。

そのうち仕事が終わったあと、二人で会うようになりました。話したり、笑ったり、お酒を飲んだり、そんなとき、彼ほど話をきちんと聞いてくれる人はいません。

＊訳註　原作はイギリスの劇作家パトリック・ハミルトンが一九三八年に発表した同名の戯曲。

いつも緊張していると言っては、わたしの肩や首をマッサージしてくれたことも何度かあります。わたしのことを考えると『気が狂いそうになる』と言いながら、つきあうのはわたしの離婚が正式に決まってからだと約束し、ライアンらしいと思ったものです。ただ、お酒を飲んだときなど、酔いにまかせて激しくキスされることがよくあり、そのときふいに突き放されてしまうと、今度はわたしのほうこそ気が狂いそうになったものです。彼との新しい生活を考えるようになったのもこのころでした。

間もなくして、彼がお金の話を口にするようになりました。子供の養育費の負担が厳しく、そのせいで四苦八苦していると言います。気が重くなり始めたのは、社長をはじめ、従業員の給料を聞かれるようになったころからです。経理の話は秘密だから教えられないと答えると、わたしへの態度も冷たくなり、しばらくは口も聞いてくれません。個人情報を教えろという彼について、わたしもだんだんうとましく感じるようになりました。しかし、社長に対する彼の不満は日ごとに高まるばかりで、これだけ働かせておきながら給料は雀の涙だと文句ばかり口にし、同じようにわたしも社長にはいいように利用されていると言い出す始末でした。

ライアンの給料は相応の金額だったので、わたしは社長に対し、彼にもう少し休暇を与えてはどうかと口添えしました。こんなふうに直訴したのは、彼との関係をそれほど大切に考えていたからです。しかし、そんなわたしも彼との関係に葛藤を感じ、どうしたらいいのかわからなくなり、お酒の量も増えるばかりでした。将来のことをどう考えているのかと聞けば、別れたくないとそのたびに言うのですが、やがて、すぐに返すからと言って、お金を無心するようになりました。結局、お金は貸しませんでした。わたしもさんざん考え抜いたうえでの判断です。そのころになると気持ちも冷め、なんで彼にひかれていたのか、自分でも信じられなくなっていました。

結局、ライアンは店から追い出されました。怖かったのは、彼から電話があり、クビになったのはわたしのせいだと言い出したのです。ごろつきのような話し方で、自分が知るライアンとは別人でした。それればかりか、わたしから受けたセクハラを訴えると息巻いていました。裁判沙汰など不安ですし、わたしにはどうしたらいいのかわかりません。社長と同僚の何人かにはライアンとの関係を相談しましたが、ライアンは、そんな話は全部わたしの妄想だと彼らに話したそうです。そればかりか、わたしが社長や職場の仲間のことをいつも激しく中傷し、そのたびに店の人間をかばっていたのが実は自分だったと嘘さえついていました。

最後にはわたしも店を辞めるしかありませんでしたが、これほど理不尽な思いをしたことはありません。その後、主人のもとに戻り、夫婦の問題をなんとかしようと懸命に取り組みました。いまも二人でカウンセリングを受けるかたわら、わたし個人でも診療を受けています。以前のような分別をわきまえた人間になろうと努めています。自分がこれほど簡単に人の話を鵜呑みにする人間とはどうしても思えないのです。

しかし、いまはただ恥じ入るばかりで、できればこの町を離れて別の町に行きたいくらいです。人生でいちばん落ち込んでいた時期につけ込まれたのだとは自分でもわかっているのですが、もう誰も信用できそうにありません。それは自分自身も含めてです」

この例には、職場のソシオパスに見られる特有の行動がいくつも指摘できるだろう。

・被害者をほめそやす。
・自分を大きく見せようとする。
・親切で役に立つふりをする。
・誘惑しようとする。
・嘘をつく。
・他人に過大なリスクを負わせようとする。

・他人の共感を得ようとする。
・他人のせいにする。
・脅して自分の意に沿わせる。
・血も涙もなく平気で人を裏切る。

また、加害者だけでなく、この例からは、被害者の挫折感や徐々に希薄になっていく自己肯定感、他者を信頼する能力の大半が失われ、自分さえ信じられなくなるという、ソシオパスに翻弄された者ならではの様子がうかがえる。

二人の関係は、わたしが「閉鎖系」と呼ぶ、当事者しか知らない孤立した状況で結ばれたものだった。この女性が自身の行動に不安を徐々に募らせ、当惑するようになったのは、自分の状況について誰にも話していなかったからである。実際、二人の関係については、彼女も努めて秘密にしてきた。心理的な虐待は人目につかず、周囲から孤立したもとではびこるので、このような閉鎖系の状況にとどまっていると、生きていくうえでソシオパスの格好の餌食になってしまうので非常に危険だ。

職場において、精神的な疲れを強いられる不安定な閉鎖系におちいっていたら、風通しをよくするため、少なくとも外部の誰か一人に現状を打ち明けておくことをおすすめしたい。その場合、打ち明ける相手は、会社とは無関係の親しい友人や家族、あるいはセラピストでもかまわない。話す際にも「ソシオパス」などの専門用語を使う必要はまったくなく、職場でいま起きていることを話すだけでもいい。

また、自分の窮地をめぐり、相談相手がただちに解決策を教えてくれるとか、自分と同じ意見であると期待してはならない。相談する目的は、不安をかき立てる人物が周囲から自分を孤立させるのをやめさせ、第三者から思いやりの声を聞くという二つ点にある。

外部の声をインプットして閉鎖系を押し開くことはなによりも大切だ。第三者に事情を話し、話を聞いてもらうことで動揺は鎮まり、何が起きているのかについて、それまで以上に客観的に考えられるようになる。心に余裕ができれば、ソシオパス特有の行動パターンが見極められるので、こうした関係に自分をおとしいれた相手の正体が明らかにされるかもしれない。相手が、外部に壁を作って二人だけの関係にこだわり、第三者との話し合いをかたくなに拒むようなら、それはきわめて危険な信号だ。

ライアンというバーテンダーに翻弄されたこの手紙の女性も、おちいっていた閉鎖系に穴を開けていたら、状況は一変していたかもしれない。本章のはじめに紹介したケースなら、上司のアンジェラの誘惑と威嚇について、被害者のカイルとグレースが話し合い、自分がおちいった状況を比べていたら、二人の孤立感と絶望はずいぶんやわらいでいたはずだ。同時に、勇気を出して職場のほかの社員にも声をかけていたら、同様の問題に直面していたのは二人だけではなかった可能性は十分にありえた（本章の最初の例でも、失業を恐れるあまり、グレースが同僚から孤立していた事実にアンジェラが気づいていたことを思い出してほしい。この孤立のせいで、アンジェラはきわめて容易に虐待を繰り返せたのだ）。

以上の例からわかるように、虐待に際し、ソシオパスがもっとも弱い人間を苦もなく選べるのは、彼らにすれば被害者の見定めが空恐ろしいほど容易だからなのだ。立場と才能に恵まれたソシオパスの場合、さらに手強い相手――ひとかどの地位や成功を築いた者――を進んで標的に選ぶことが多いのは、こうした人物は彼らの嫉妬をかき立てると同時に、いっそうの楽しみが味わえるからなのである。次の例はそうした被害者の典型だ。

「二年前、わたしの人生はある有力者のせいでめちゃめちゃにされました。わたしの専門知識を生かせば、大成功はまちがいないとその人物にそそのかされた結果です。それを実現させるノウハウがその有力者にはあるとたくみに説得され、相手の話をすっかり真《ま》に受けてしまったのです。恥ずかしい話ですが、成功すればわたしがどれほどの名声と富を得られるのか、熱心に語る相手の話に心が動いたのも事実です。話の筋が通っており、疑問の余地もありませんでした。しかし、彼の目的はわたしの信頼と資金であり、そのために人をだまし、嘘をついていたのです。

その事実にわたしが気づくと、今度は不誠実だと言ってこちらを非難し、わたしをつぶしにかかってきました。彼と話し合い、こうむった被害の弁償を求めましたがそれも無駄に終わり、結局、もはや用済みとばかりに容赦なく切り捨てられてしまったのです。ない勇気を振り絞って訴訟を起こしましたが、案の定、いいように翻弄され、失った資金を取り返すことはほとんどできませんでした。結局、こんな相手を信用した自分をのろうしかありませんでした。

この人物とは同じ業界で働いており、イベントや会合ではいまでもいやおうなく顔を合わせています。先日、講演会で話をしていると、聴衆のなかにこちらをにらみつけている顔を見つけました。彼はいまだに仕事を介してのわたしの人生に関係し、この関係から逃れることなどできそうにはありません。自分の無力とふがいなさを嘆き、そうした思いに日々さいなまれています」

会社では権限のない被害者からそれなりの立場にある者までを苦しめ、さらに専門家さえ彼らのせいで悲劇に突き落とされる。なぜ、ソシオパスはこうしたまねを難なくやり遂げられるのだろう。さらに言うなら、正常な精神をもつ会社の経営者は、そもそもなぜソシオパスを採用し、雇い続けているのだろうか。彼らは職場から秩序を奪い、会社の運営にこれ以上ない不利益をもたらすばかりか、社内の人間関係を悪いほうにあおり立てては喜び、仕事の生産性に損害を与えている。

こんなことができるのは、ソシオパシーならではの病質のせいなのだ。彼らの人間観は普通の人が当たり前のように抱く人間観とは異なる。普通の人なら、肯定的か否定的かはともかく、温かい血の通った人間として、他者に対してはいつわりのない感情が当たり前のように湧いてくる。だがソシオパスの場合、そのような反応は起こらず、他者をゲームの駒、自分が操る人形と見なしている。

なんとも摩訶不思議で、実際、ほとんど理解できないこの人間観は、罪悪感や羞恥心を感知できない彼らの特質とあいまって、職場のソシオパスならではの権力をあくまでも求める戦略や、わたしたちも予測できる行動パターンを生み出している。

①親切で寛大なふりをする　職場の権力を得るため、真っ先に用いられる戦略で、ソシオパスはほぼかならずと言っていいほど、自分は親切で、誰より寛大な人間であるふりをする。バーテンダーのライアンがまさにそうで、新入社員のカイルに対するアンジェラもまったく同じだった。このようなふるまいはガスライティング効果のお膳立てとなる場合が多く、相手を警戒していた被害者は、自分の直感を疑うようになる。

②他者の共感を得ようとする　寛大な仮面を被害者の心に植えつけたら、ソシオパスは相手の「共感を得よう《ピティプレイ》」と操作し、その際、自分もまた誰かのせいでつらい思いをしていると訴える。ライアンの場合、自分は社長に搾取されていると訴え、経理部長のポーラは、前夫のスティーブンを批難しながら嫌がらせを続けていた。

③精神的な弱点を見極める　ほとんどの場合、ソシオパスがわたしたちの目に見えないのは、彼らには外見上の特徴がないうえに、用心してわたしたちと同じ行動をとろうとしているからだ。逆に、わたしたちの姿は彼らからは丸見えだ。それどころか、彼らは普通の人間の感情や性格を常に見極めようとしており、通常、こうした品定めは彼らにとってライフワークのようなものと言っていい。職場では、誰が自分のピティプレイにいちばん反応するか物色し、また社内の人間関係を破綻させる勘所——つまり、ソシオパスがつけ込めそうな同僚や上司が抱えている精神的な弱点は何かを見定め、職場の人間に対して自分は必要な人間だと、時には心の底からそう思わせるように仕向けていく。

パブの経理係として働き出した女性は、たちまちのうちにライアンがなくてはならない存在だと考えるようになった。彼女にとって、ライアンこそ自分を愛し、自分を評価してくれる唯一の存在になっていた。実際、自己承認への欲求はソシオパスが真っ先で攻める被害者の弱点で、この欲求を満たせば、嘘くさいほめ言葉や見え透いたお世辞でも、被害者には〝救い〟になる。精神的な弱みにつけ込む彼らの戦術は、性的な関係に及ぶ場合も珍しくない。たとえば、会社や組織の上位者——とくに管理職や社長、将来を嘱望される同僚とベッドをともにするなどのケースが知られている。体の関係を頻繁にもつことで、被害者をがんじがらめにしていく。

④返報性の意識を強化する　親切で寛大な人柄を演じて被害者の精神的な隙につけ入り、満たされない心を満たすふりをすることで、ソシオパスは自分の貸しに報いる感情を同僚や上司に植えつけていく。問題をわざわざ引き起こし、それに対処できるのは自分だけとばかりに、意図的に仕組んだ窮地から被害者を救い出す。また、会社のトラブルを未然に防いだ（たとえば、「彼が別の会社に移ろうとしていたとき、自分を引き抜いていこうとしたが、そんな誘いは断った」）とか、あるいは上司のためにあえてリスクを負ったと訴えるかもしれない。人は持ちつ持たれつという当たり前の人間観に付け込み、自分の恩に報いる相手の感情を強化することで、自分に都合よく相手を操るようになる。ソシオパスの要求はリスクをともなうものや倫理に反するものが多く、そうでない場合も不快な思いを強いる依頼が多い（たとえば、

「会社の帳簿を見せてくれ」)。

⑤イエスマンしか雇わない　経営者がソシオパスの場合、自分への恩義に対して忠実であるとひと目でわかる人間を優先的に昇進させたり、あるいは採用したりすることも珍しくない。相手の忠誠が本物か見込みちがいかはともかく、その人物の職務上の適性については重んじられない。経営者の恩に報いようと、こうした従業員は一も二もなくひたすら経営者に仕えるので、社の内外から経営者の正体がますます見えにくくなる。このような社員を採用することによって、社長がソシオパスであることに気づいていないほかの社員は、なぜ聡明な社長がどう見ても無能で不愉快でしかない人間をそもそも採用し、昇進させるのか首を傾げる事態を招くこともある。また、当の社員が社長の本性に気づいていたにせよ、彼自身が倫理にもとるたくらみや、明らかに非合法的な計画にかかわっているのはほぼまちがいないだろう。そうである以上、彼が経営者を押しとどめたり、告発したりすることはない。

職場のソシオパスから自分を守る五つの原則

職場のソシオパスにつきまとわれる緊張は、被害者の心身に危険きわまりない影響をもたらす。被害者の目的（つまり相手に「勝つ」こと）とは、相手の攻撃をやめさせて苦痛から逃れることであり、その結果、以前の日常――前向きに仕事にかかわり、同時に安心感に満ちた、健康的で当たり前の日々を取り返すことである。

上司あるいは同僚のちがいはあっても、ソシオパスから受ける苦痛から脱するには、次のような措置が講じたほうがいいだろう。

(1)心のプライバシーを守り続ける

攻撃してくるソシオパスに対し、相手の願い通りに怒ったり、脅えたり、うろたえたりする姿を見せてしまうと、彼らの支配欲をますます高めてしまう。彼らは被害者の脅えを糧にしているので、被害者が苦しむほど彼らの人心操作は激しくなる。望みは被害者を〝支配する力〟であり、裏をかいて剝き出しになった被害者の素《す》の心を見て楽しんでいる。それだけに心のプライバシーを守り抜くことができれば、彼らは期待通りの結果が得られない。

冷静でいることがなにより重要だ。感情のコントロールができないなら、動揺が表情やしぐさに現れないようにする。また、相手が攻撃してきた場合は、気づいていないふりはしなくてもいいだろう。かならず必要というわけではないが、サイコパスの問題行動について自分が知っている事実を淡々と語る効果は知っておいて損はない。問題行動を熟知している事実を相手に知らせ、相手がこれまで何をやってきたのか自分は気づいていること、また、職場の業績に悪影響を与えている事実を手短に、しかも中立的な立場から話すのだ。このようにして、何をされても動揺を示さない態度と、彼らの問題行動こそ社員全員の目標を実現するうえで障害なのだという警告を与える。

このとき、職場の現状を正常にしたいと訴えたいだろうが、それは我慢する。他者の支配をたくらむ相手には、**冷静な沈黙で応じたほうが効果があるのだ**。「何をするつもりだ」と詰問されても、取り乱さず、穏やかに「決めかねている」とだけ返事をしておけばいい。この答えに相手が納得せず、問い返してきても（おそらく、何度も問い返してプレッシャーを与えてくる）、やはり冷静に「決めかねている」とだけ繰り返す。こう答え続けることがまぎれもない主張になるのだ。

彼らに対して最後通牒を突きつける者として話をする。話しおえたら、落ち着き払ってその場をあとにする。引き止められ、あるいは声を荒らげながら追ってくるかもしれないので、二人きりではなく、目撃証言のためにも、人目がある場所で話したほうがいいだろう。

平静を保つことは次の(2)と(3)でも役に立つ。職場の仲間に対しても、自分が冷静で理性的な人間であり、緊張を強いられる場面でも感情的にならない事実が示せる。

(2)何をすべきか十分に考えたうえで判断する

ソシオパスの問題に直面して、会社にとどまって戦い抜くのか、あるいは自分の生活を台なしにする会社から逃げ出すことが望みなのかきちんと考えておく。これはないがしろにはできない問題で、嘘いつわりのない気持ちで向き合わなくてはならない。会社に対して、反社会的な病質を抱えた上司や同僚の問題にきちんと対処するよう説得することは、きわめてもどかしい思いを強いられるからだ。

変化に直面した職場はかたくなに抵抗するだろうし、とくにその変化が社内に軋轢《あつれき》をもたらすものならなおさらだ。たいていの場合、変化そのものに目をそむけ、根は善良な社員でさえ、告発者であるあなたを激しく非難するのは、恐怖さえ感じている異常な現状を受け入れている自分も告発されていると感じるからである。

それだけに、どうすべきかを決める際には、この厳しい現実を覚悟したうえで判断してもらいたい。ソシオパスに対処する方法と出し抜く方法を運よく知っていたとしても、手持ちの対抗策はそれだけしかない。しかも、自分一人で会社全体を説得していかなければならない。自分の事情を最優先し、できるだけ早く会社を辞めることは卑怯ではない。身の安全と自分が愛する者たちに対する責任を果たすこともまた、正しい判断なのである。

(3)どのような手順で進めていくのか

会社に対してソシオパスの問題行動を訴えようと決心した場合は、以下に説明する手順を踏まえて事を進めていったほうがいい。

まず、彼らの行動は**徹底して記録に残しておく**ことである。職務中の彼らのいい加減な行動や虚言を記録することから始める。自分やほかの社員に対して、社業に関連する重大な嘘をついていたらそのつど記録する。気づいたらただちに記録しておき、翌日や週末に持ち越してはならない。見聞きした問題行動の印象がまだ生々しいうちに記録したほうがいいだろう。日付と概要を記入し、わかるなら、その嘘の結果、どのような問題を招いたかについても記しておく。

ごまかしや破壊的な言動についても逐一記録する。自分の功績やほかの社員の手柄が横取りされた場合や、口汚く人をののしったり、困惑させたりする行為があれば日付とともにそれらも記録しておく。電子メールの消去、伝言メモの秘匿、あるいは、会社の新方針や重要な会議の日程などについて誤った情報を伝えたり、プロジェクトチームの進行を意図して妨害したりした場合も同じだ。

私情を交えずに簡潔に記録する。客観的に記録するうえで非常に効果的なのは、「日付」「概要」、可能ならその「結果」の三項目に分類した表に記入し、内容を整理していく方法である。順にしたがって番号をふり、事案が発生した時点で立ち会っていた者の名前を記しておく。今後、裁判に発展した場合に備えるためだ。こうした証人の名前は表立って公表しないほうがいいだろう。目撃していたからといって証言に応じてくれるとは限らないし、突然騒動に巻き込まれてしまえば、得られるかもしれない社内の支持は得られなくなり、証言者ばかりかほかの社員を遠ざけてしまう結果になりかねない。

告発者を敵と考えるソシオパスは、相手が不在のときをねらい、十中八九、こうした記録を盗み見ようとするはずだ。帰宅の際には毎日、記録ファイルをもって帰るようにしなくてはならない。パソコンのセキュリティーを強化し、パスワードも頻繁に変更したほうがいい。仕事に関係のない私信などの書類はひとつ残らず会社から引き揚げることを忘れてはならない。無難な私物にすぎないが、人の個人情報を悪用する手口に長《た》けているのが彼らなのだ。

この時点では、裁判で提出する証拠まで考える必要はない。用意した記録ファイルの目的は、彼らの存在が会社の最終収益にどれほど脅威になっているのか、考えをまとめるうえで役に立つはずだ。彼らの言動を整理することで、ソシオパスの不誠実で非協力的な働きぶりの結果、プロジェクトが日程通りに進まず、計画そのものが頓挫し、会社の体質そのものが大いに損なわれている事実が証明できる。狡猾で人をあざむこうとする者の存在がどれほど会社の負担になるか、経営者がその点を理解するうえでもこのファイルは役に立つだろう。

だからといって、いきなり人事部にファイルの結果を持ち込んではいけない。人事部が最優先するのは、個々の従業員の支援ではないからだ。人事部は役員が社員を採用する準備を整え、組織全員の処遇や制度の安定を図るためにある。こうした話を持ち込んでも耳を傾けてくれる部員がいるかもしれないが、とがめる部員もいるだろう。そして、会社の機構に変化をうながす提案はまず支持してくれない。それが建設的なものであっても同じだ。人事部が真っ先に考えるのは、法的な問題に発展するかもしれない話や衝突から会社と経営を遠ざけることなので、問題を提起すればそれを押しとどめようとする。

ソシオパスの直属の上司に伝えるのも避けたほうがいい。そもそも、採用の時点でその人物がかかわっている可能性があり、相手の正体が明らかになれば、採用を決定した自分に対する非難を逃れることを優先する。会社の組織上、問題のソシオパスと近い距離にいる人間は、彼らに誘惑され、すでに肉体関係をもっているとか、あるいは弱みを握られて言いなりになっている場合も考えられるのだ。

(4)私情は交えず、会社の利益を訴える

会社の上層部に近い役職者との面談を設定する。通常の状況では人事部を迂回して、

自分の直属の上司はもちろん、課長（上司の上司）を超えて話を進めるのは適切とはいえないが、通常ではないい、差し迫った状況ではそうした判断も必要になるかもしれない。相手はソシオパスで、周囲には彼や彼女を抑える者、あるいは彼らと互角にわたりあえる者はおらず、その力は予想以上かもしれないからだ。社内の規定にしたがったり、人事部や直属の上司を通したりしていては、ソシオパスの息がかかった者を相手に交渉する可能性が高まる。彼らは親密すぎる関係やその他の手口で、ソシオパスに完全に取り込まれているかもしれず、それどころか、あえて危ない橋を渡るよう言い含められているかもしれない。そのリスクとは、交渉に出てきた役員や管理職をとてつもない窮地に追いやり、ソシオパス自身が失職する可能性さえあるほどのリスクだ。

面談の件は他言無用にする。人の口に戸は立てられないので噂になりかねないからである。自分の手の内については、相手には知られたくないはずだ。

きちんとした説明ができるよう、準備と練習をしてから面談に臨み、用意した**ファイルを示して、一五分から三〇分程度で簡潔に説明する**。最後に、会社としてなんらかの対策——抜きさしならない大きな問題を抱えた社員の仕事ぶりに目を光らせ、降格や理想的には解雇——を講じることを確認しておく。このような人物のために会社が負っている代償はあまりにも大きいとはっきり言ってもいいだろう。率直に言わなければ、相手は社内の動揺を考慮してソシオパスを追及せず、穏便に収めようとするかもしれない。

落ち着いて、私情を交えずに話を進める。自分の利益のためにこの場にいるのでもない。大きな犠牲を強いる組織内の問題について報告し、その解決を提案するためにここにいるのだ。個人的な感情は控え、自分の被害者意識も訴えてはならない。自分も被害者だと口にしてしまえば、残念ながら助言はしてもらえても、真剣に話を聞いてもらえなくなってしまうだろう。被害者という立場からではなく、あくまでも冷静に客観的に話を進める。

また、「ソシオパス」などの診断名や心理学用語ではなく、誰にでもすぐに理解できる、誤解のない普通の言葉を使って話を進める。「話に嘘が多い」「仕事をごまかしている」「嫌がらせが絶えない」「人をだまそうとする」「人を操ろうとする」「ものがなくなる」などのような、彼らの不誠実な言動がどれほど大きな損害を会社に及ぼしているのか、その点に沿って話を進めていく。面談する相手に、問題の社員が人格障害をわずらっている事実を納得させるのが目的ではないのだ。その点にこだわると話は脇道にそれ、本来の目的が果たせなくなってしまう。目的はあくまでも、受け入れがたい会社の現状についてなんらかの手段を講じる点にある。

(5)「会社の対応」をふまえて身のふり方を考える

時宜を得た進言なら、会社はさらに詳しい情報を求め、それにもとづいて調査を行うだろうし、あるいは問題社員の言動を積極的にチェックし、降格や解雇を判断するだろう。会社がなんらかの対策を講じ、ソシオパスを封じることができれば苦労した甲斐もあるので、その意志があるなら、会社にとどまって仕事を続けていけばいい。

しかし、進言に対して会社がなんの反応も示さず、ソシオパスへの対応を個人の問題のままにしておくなら、その会社は人生の貴重な時間を捧げるのにふさわしい場所かどうか判断しなくてはならない。組織に巣くうソシオパスのたくらみから逃れるため、転職について考えてみる必要があるだろう。

そのころソシオパスは、問題を放置した会社で、自分の告発者を返り討ちにしたと考えているだろう。告発者の落胆ぶりを想像しては悦に入り、そうした人間でさえ支配できる自分の力に自信満々かもしれない。しかし、実際はそうではない。あなたはソシオパスに支配はされておらず、彼らの罠にはめられたわけでもない。自分の意志にしたがって会社を辞めることで、心のプライバシーを守り、自分自身であり続け、平穏な毎日にふたたび戻るため、前向きな行動を起こしたのだ。

ソシオパスはなぜ専門職に多いのか

良心をもたない人のなかには、社会的な評価というきらびやかな衣装をまとうことで、ほかのソシオパスより巧妙に正体を隠している者がいる。社会でいちもく置かれる職業や尊敬を集める地位にいる者たちのことだ。世の中には、思いやりと責任感、高潔さを備えた人物だと無条件で見なされている職業や地位というものがあり、教師や医師、聖職者、それにセラピストもこうした職業のひとつにあげられるだろう。

わたしたちの期待が裏切られることがないのは、実際に出会う医師や教師のほとんどが思いやりをもち、誠実に職務を果たしているからである。それだけに人を食い物にする同業者の事件が発覚すると、まじめにかかわってきた人ほど衝撃は大きく、腹にもすえかねている。わたしたちも、自分の信頼が完全に裏切られ、信頼していた相手が二枚舌のペテン師だと知ったら、その事実に愕然とするだろうし、場合によっては途方もない被害を受けることになりかねない。

わたしたちが暮らしている社会は、そうしたことが当たり前に起きている世界で、その世界で生きていくには次の二点を肝に銘じておいたほうがいい。ひとつは、わたしたちには立場と肩書に応じて人を判断する傾向がある点だ。つまり、地位の高い人ほど人格者だと思い込んでしまう。たとえば、メアリー・スミスという名前の医者がいれば、わたしたちの意識は「医者」という肩書に奪われ、彼女が「メアリー・スミス」という一人の人間である現実を忘れ、彼女の性格にかかわらず、心のなかで「医者」というレッテルに結びつけてしまう。

こうしたレッテル貼りは、ある種の情報処理でもある。人間関係でもこのアプローチはしばしば用いられているものの、見知らぬ人に対する警戒心をゆるめてしまう場合も少なくない。「医者」だけでなく、「教授」「神父」「牧師」「司祭」もそうした肩書で、特有の敬称はなくともそれなりの立場のある人物に対し、わたしたちはつい同じような反応を示してしまう。肩書や役職に大したちがいはないが、社会的な地位や称号をもつ人間がそれに応じて評価され、実際にどのような人物かは二の次にされてしまいがちだ。だが、ラベルに「ミルク」と書いてあるからといって、腐って緑色になった液体を素直に飲む人はいないだろう。

二つ目は、ある種の専門職には、ソシオパスにとって喉から手が出るほど魅力的な特権が備わっている点だ。教師や医師、聖職者やセラピストは、大勢の人たちに対して「対人関係の影響力《インターパーソナルパワー》」があり、相手から疑いの目を向けられることはほとんどない。また、外部の干渉を受けないプライバシーが確保されているので、職場環境によって第三者の目から容易に逃れられる（これも別のタイプの閉鎖系だと言えるだろう）。

学校や診療室、祈りの場など、本来は職務が行なわれる場をこのような観点から見られるのは不快だろうが、しかし、なおざりにはできない問題だ。心理学者もかなり以前からこのことには気づいており、力関係が対等ではない隔離された環境は、あらゆる虐待の現場に見られる条件で、この二つの条件を満たしている職業には、そうでない職業に比べて多くのソシオパスが集まってくる。

専門職のソシオパスについて、わたしに寄せられる話のなかでも、群を抜いて多いのが教育者と医師に関してである。外から隔絶された環境のもとで教師と医師がいかに密室を利用し、対人関係の影響力を振るっているのか、その実態をこれでもかというぐらい提供してくれる。もし、彼らの被害に遭遇したことがある人なら、次の実例を読んでもらえば、こんな経験をしたのは自分一人ではないとわかって少しは心も軽くなるのではないだろうか。

「父に何が起きたのか考えるたび、背筋に震えが走り、声をあげて泣いてしまいます。父は殺されたのにちがいありません。まだ七〇歳でした。以前から肺に病気を抱えていましたが、病院で診てもらうと肺血栓が発見されました。集中治療室で二〜三日過ごしてから一般病棟に移ったとき、担当医は『経過は良好だ』と言っていましたが、その父がなんの前触れもなく、突然息を引き取ったのです。家族は激しいショックを受けました。

担当医は、血栓が見つかった時点で父はすでに衰弱しており、肺そのものが正常に機能していなかったと言うのですが、詳しく尋ねると、説明はあいまいでとうてい納得できるものではありません。ほんの数日前まで父はあれほど元気だっただけに、原因を知りたくて、わたしたちは病理解剖をしてほしいと医師に伝えたのですが、彼がその手続きをしていない事実を知りました。

どうして解剖を拒むのか。実はこの医者は自分のせいで父を死なせてしまったことに気づいており、責任から逃れるために解剖の邪魔をしているのではないのかと考えると相手を信用できなくなり、別の医師による診断を要求するかもしれないとまでその医師には伝えました。わたしたちは、父親を失った直後から、死因について信じられなくなってしまったのです。この医者には、父の死に対する当然の対応より、自分の保身のほうが大切なのでしょうか。

現在、州の医師免許委員会に不服の申請を進めています。わたしたちの希望はこの医師に対する制裁です。かわいそうな父を救えはしませんが、そうすることで別の誰かの命を守ることはたぶんできるでしょう」

消え去ることのない怒りといら立ち

次に紹介するのは、二〇〇四年にアリゾナ州ツーソンで起きた事件で、その経緯に市民は震え上がった。ブライアン・スティダムという評判の小児眼科医が、病院の共同経営者で、やはり小児眼科医のブラッドリー・シュワルツが雇った男によって殺害された事件だった(4)。

二〇〇一年、共同経営者を求める広告に応じ、スティダムはシュワルツが経営する病院で働くようになった。だが、スティダムは、共同経営者となった相手が麻薬取締局（DEA）にマークされていた事実は知らなかった。結局、大陪審は七七の訴因にもとづいてシュワルツの正式起訴を認める。愛人と病院事務長の名義で、シュワルツは麻薬性のバイコディンとリタリンの処方箋を発行し、処方された薬を自分で使っていたのだ。二〇〇二年にシュワルツの医師免許は停止され、薬物依存のリハビリ治療を受けるように命じられた。スティダムは一人で病院経営を行うことになり、それまでの患者はスティダムを選んで、新しい病院に通うようになった。

リハビリ治療を終えれば医師免許の停止処分は解除できたが、シュワルツは患者を奪って独立した元共同経営者に激しい憎悪を抱くようになっていた。彼の元愛人（シュワルツは妻に隠れ、頻繁に不倫を繰り返していた）のなかには、シュワルツはスティダムのパソコンに児童ポルノをこっそり紛れ込ませたり、硫酸をあびせたりする計画をたくらんでいたと証言する者もいた。結局、シュワルツが選んだ最後の手段は、元患者だった男を雇い、スティダムの命を奪うことだった。男はスティダムをめった刺しにして命を奪うと、犯行が強盗によるものと見せかけるため、さらに殴打をくわえ続けた。だが、犯行は明るみに出て、首謀者と実行犯は逮捕されて有罪を受け、シュワルツは刑務所に収監された。

皮肉なめぐり合わせだったのは、囚人仲間に襲われ、元眼科医が眼のまわりを骨折して苦しんでいたことだった。刑務所の職員が、自分を「ドクター・シュワルツ」と呼ばないと言っては怒っていたが、医師免許は永久に剝奪されていた。自分がしでかした事件について、良心の呵責を感じている様子はまったく見られず、それどころか囚人の暴行を許したと言って州政府を訴えようとしていた（実際、刑務所ではたびたび襲撃されていた）。

医者が医者の殺害をたくらんだ事件は多くの人びとに衝撃を与え、「コートTV」（現「トゥルーTV」）や「48アワーズ」などの全国ネットの番組で放送されたばかりか、事件を追っていた地元のツーソン・シチズン紙の記者A・J・フリックは、この一件について本を書いている[5]。事件から五年、ドクター・シュワルツをめぐる物語は、海を越え、アリゾナからイギリスにまで伝わり、イギリスではディスカバリーチャンネルが繰り返しこの事件を描いた番組を放送した。

シュワルツの経歴を一瞥しただけでも、彼はソシオパスにちがいないと思う方もいるだろう。「医者《ドクター》」の肩書の裏に隠していた正体に思いをめぐらせれば、疑いはますます深まる。彼の経歴に記されているのは、冷たく計算されつくした愛人との関係や詐欺行為、薬物の乱用や愛人に暴力を振るうことで半生を過ごしてきた男の姿だ。患者の養母とも関係があり、彼女は自分名義でバイコディンの処方箋を発行するのを許した。また、愛人たちに対する彼の暴力は常軌を逸し、一度や二度のことではなかったので、アリゾナ医事委員会は、事件前年の二〇〇三年、「医療従事者として不適切な行為」を理由に五年間の観察処分をくだしていた。彼の経歴は反社会的な行動様式で彩られていたが、しかし、誰もその事実を見抜けなかった。ほとんどの者が無条件に敬意を寄せる「医師」という肩書の裏側に、彼本来の行動様式がひそんでいた。

しかし、医師以上に多くの人たちが悩まされてきたのが、教育者が関係している場合だ。次のケースは教師に関連する一例である。

「最近、息子の身に起きた問題をきっかけに、あなたの本のことを思い出しました。息子のマークは現在大学に通っていますが、子供のころから重いうつ病と不安神経症に向き合って生活してこなければなりませんでした。先学期からしきりに『死にたい』と口にするようになり、親としては心配でしかたなかったので、一年の休学をすすめたのですが、その気はないと言って本人はどうしても譲りませんでした。

大学ではロシア文学を専攻し、昨年秋から講義を担当するようになった教授の講義が聴けるのを本当に楽しみにしていました。その分野では高名な先生で、息子の指導教授でもあったのです。息子は大学のスクールカウンセラーから定期的にケアを受けていたのですが、どうしたものか、その事実に教授が気づいたと言います。このころから息子に対する教授の態度が一変しました。折に触れては息子に非常識な態度で応じるようになったと言います。息子の自信はずたずたにされ、神経症の激しい発作にも見舞われるようになりました。教授の顔を見ることさえ恐れ、当然、成績は急落です。

結局、親のほうから教授に面談を求めたのですが、なんとも後味の悪い話し合いに終わりました。最初のうちは、息子の病気について『知らない』の一点張りでしたがそのうちに開き直り、自分の態度が気に入らないので、親子してわざわざ文句を言いにきたとこちらを非難しはじめたのです。それからは非難の繰り返しでしたが、ようやく最後には息子に対する非礼を認めたようでした。

なんとか単位は落とさずにすみ、ほかの講義では満足のいく成績を残せました。息子は指導教授の変更を申請し、あの教授の指導がなくても論文を書き上げる見通しがつきましたが、それにしても思い返すたびにはらわたが煮えくり返るのは、こんな人間が学校の教授にとどまり続けていられることです。これまでこの教授が何人の学生を脅してきたのか、そして、これからも脅し続けるかについては誰にもわかりません」

冷酷に人を支配し、良心に痛みを感じない教師や医師にねらわれることは、気が狂いそうな体験だ。人を助けると考えられている職業のまさにその当事者に、傷つけられているからである。窮地をかろうじて脱せられたにせよ、将来、別の場所で確実に繰り返される凶行の被害者の存在に思いをめぐらせると、自分だけが助かった事実にやましさと責任さえ感じる場合も少なくない。きわめて深刻な危害を人知れず与えておきながら、相手はその罪からのうのうと免れ続けている。そうした人間がいることへの怒りといら立ちは消えず、その後も長い期間にわたって何度もぶり返してくる。

大方の予想に反するようだが、医療訴訟で勝つのはきわめて難しい。原告側には、被害の程度が生死にかかわるもので、かつ恒久的であるか、または、そのどちらか一方だと証明しなくてはならず、立証基準のハードルはきわめて高い。しかも、治療中に負ったケガは、医療上の違法行為と判定する必要条件と一致しない場合が多く、心理療法のように負った傷が純粋に心理学的なものであれば、基準を満たすことはほぼ不可能に等しいのが現状である。

第4章　法廷のソシオパス——親権をめぐる戦い

「あなたなら、大勢の者たちをずっとだまし通せることでしょう」
——ジェームズ・サーバー

本当の虐待親はどちらなのか

新築された裁判所の一室で若い女性がデスクの前に座っていた。彼女は裁判所に任命されたカウンセラーで、向かい側に座る来談者を値踏みするように見ていた。相手は七歳になる自分の娘に身体的虐待を行ったとして訴えられている男性だ。「虐待の加害者は面談中、激怒するか異様に落ち着いているかどちらかだ」と、臨床指導者の一人は以前話していたが、相手はそのどちらでもないようだ。様子からうかがえるのは、悲しみに沈んだ気配で、事によったらうつ病を病んでいるかもしれない。この部屋に入ってきてからまだ一度も自分とは目を合わせない。

「ペリーさん、なぜ今日、ここでお会いしているのかはご存じですよね」

「ええ……」と相手が答えた。「妻が……離婚した妻が、わたしの共同親権を取り上げるために、わたしについてあれこれ言っているようです。わたしは、娘のアシュレーと何時間かいっしょにいられるだけでいいのです。ただ、そのためには、自分は正気だと検査しなくてはならず、それを判断するのがあなたですね」

「そうです。でも、ペリーさんが正気を失っているとは誰も言ってはいませんよ。ただ、娘さんの件に関しては、あなたの行動についてきわめて重要な申し立てがあり、その点について判事はもう少し詳しく知りたがっています。それから、正確に言うなら、わたしは検査のためではなく、あなたとお話をするためにここにいるのですから、気を楽にしてください」

「あの子がどれほどかけがえのない存在なのか、どうしたらわかってもらえるのでしょうか。あの子に手をあげるくらいなら、その前に自分のこの手を切り落としています。リンが――別れた妻が言うような恐ろしいまねなど、このわたしには絶対にできるわけがないのに、それをどうやって証明しろと言うのでしょうか。とにかくわたしの言うことに耳を傾けてください、わたしの話を……アシュレーを手放したら、わたしは本当に死んでしまうかもしれない」

男性はそう言ってイスの肘掛けを握りしめた。うつむいたまま、必死にこらえている様子だった。

「そうですか。では、お嬢さんのほうはなんと言っているのですか」

相手は顔をあげ、うんざりしたように答えた。「あなたも信じようとはしてくれない。誰も信じてくれない。リンはあの子の母親で、母親が言うことなら……」

相手はそこで口をつぐんだ。

「判事に知ってほしいことがあれば、わたしに話してください」

「あるとすれば、判事もわたしが正気を失っていると考えているのにちがいありません。わたしの友人たちも同じです。この件についてわたしが話すたびにそう感じています」

「ペリーさん、わたしに話したいことが実はほかにもあるのではないのですか。娘さんのことが心配でならないとおっしゃっていましたよね。娘さんの幸せを真っ先に考えているなら、わたしに聞かせてくれませんか。判事も知っておきたいはずです」

「あなたには話しておいたほうがいいかもしれない。しかし、誰もまともには取り合ってくれない。あなたもきっと信じてはくれないでしょう」

「とにかく、話してみてはどうですか」

「実は――どれもこれもリンの作り話です。わたしが娘を虐待し、事もあろうにあんな恐ろしいまねをするなど、みんな彼女の作り話で、それどころか娘につらく当たっていたのはあの子の母親――リンのほうでした。つらく当たる――つまり、適切でない方法でアシュレーに接していたのは、母親のほうです。それなのにこんな嘘を。彼女の話がどれほど嘘だらけか誰もわかっておらず、それどころか、母親だからというだけでみんな彼女の話を信じ、わたしは父親だからということで話さえ聞いてもらえないまま、わたしから娘を引き離そうとたくらんでいる……」

そう言うと黙り込んで、目を床に落とした。しばらくして、ふたたび口を開くと、「あの子を守ってやれるのはわたしだけです。もし、親権が奪われる判決が出ればあの子は身を守る術をまったくなくします。お願いですから、そんなまねだけはしないでください」と言った。

「わたしがお嬢さんと話したことはご存じですよね」

「もちろん。娘はなんと言っていましたか」

「これは言っておいたほうがいいでしょう。お嬢さんはあなたのことが怖いと言っていました」

「怖いって、このわたしが——怖いだなんて、そんなことまで娘に言わせているのですか。どうして、あの子がこんなことを言うのかわからないのですか。あの子は母親に言われたままの話をそのまま口にしているだけです。実の父親にまで背を向けさせようとしている。わかってもらえませんか。かわいそうに、あの子はまだ七歳です。嘘をつかれたり、だまされたりしても、あの子にはどうしていいのかわかりません。母親にされていることも、人には話してはいけないと言われているはずです。約束を破ったら母親に殺されてしまうと思い込んでいます。娘は母親についてあなたに話しましたか。話すわけがない。あの子が母親について正直に話すとでも考えていたのですか」

思いがけない話ばかりだった。だが、カウンセラーは相手に悟られないように平静を装った。別れた妻に対する来談者の言い分のせいで、今回の提訴に関する裁判所の判断はまちがいなく難しいものになる。だが、父親の話は本当なのか。母親は自分の虐待を隠すために、虚偽の申し立てをして父親を訴えたのだろうか。しかし、冷血といっても並の冷血漢ではできるようなまねではなく、本当の話とはどうしても思えない。

「おっしゃっているのは、きわめて重要な話です」

「あなたも信じていないのはわかっています。どうしたら信じてもらえるのでしょう。誰も信じてくれない。しかし、人が信じようが信じまいがそんなことは問題ではなく、とにかくあの子を見捨てるわけにはいきません。こうやって目を閉じれば、あの子の顔が浮かんできます。それほど愛している娘を見捨て、あの女……あんな異常な女に渡すことなんてできません。あの女はまるで息を吐くように嘘ばかり口にして、それが嘘と思えないのは、まともな人間ではないからです。だから、娘のためにも親権は絶対に手放せない。わたしの望みは、娘に自分は一人ではないとわかってほしいだけなのです」

そう言って顔をあげた。カウンセラーを見つめる目は涙で濡れていた。

ソシオパスとの親権争い

面談はそれから一時間近く続いた。娘について話せば話すほど、涙を流せば流すほどカウンセラーは別れた妻こそ虐待の加害者という話を信じていく様子がペリーにもわかった。心理検査が予定されていたようだが、その検査も受けずにすんだ。面談を終えて部屋をあとにしたとき、よくやったとペリーはほくそ笑んだ。憔悴したふりをして、目を合わせず、うつむいたままでいたのがよかったようだ。

実際、別れた妻リンほど見事な母親はいないだろう。彼女にとってアシュレーは人生そのもの、命がけで守ろうとするだろうし、そのためなら最後の一ドルも惜しみはしない。それだけに、母親が娘に性的な虐待を行っていたと元夫が訴えた事実を知ったとき、驚きと恐怖でゆがんだリンの顔が想像できた。これほどゆかいな話はない。子供に性的な虐待をくわえる母親だと自分を見る者がいることほど、リンにとっておぞましい話はない。

カウンセラーが自分の話を信じたように、判事も観察が必要なのは父親ではなく、母親と娘がいっしょにいる時間だという決定をくだすかもしれない。リンのような人間に、そんな決定が耐えられるはずはない。実を言えば、ペリー自身、娘といっしょにいる時間は三〇分と我慢できなかった。だが、リンが苦しむなら、そんな面倒も辛抱するかいがあるというものだ。しばらくして、子供に飽きたら母親に返せばいい。そのころまでにリンとの将来を真剣に考える男が現れているかもしれない。また、彼が抱えている小児性愛への関心が前触れもなくぶり返さないとも限らない。

親権を争う訴訟について考えれば考えるほど、これほど興奮したことはないとペリーは思うようになっていた。こんなに気持ちが高ぶったのは、子供のころ、母親がかわいがっていた飼い犬をいたぶって以来かもしれない。当時一一歳だったペリーは、犬の脚を残らずたばねてロープでしばり、もがいて苦しむ様子に目を細めていた。犬は身も世もないうめき声をあげてのたうちまわり、擦り傷から流れ出た血で足首のロープは赤く染まっていた。垂れ耳で脚の短い犬を相手に、ぞんぶんにいたぶるほどおもしろい遊びはなかった。自分の仕業だと母親は夢にも思わないはずだ。息子もこの犬を愛していると母親は思い込んでいた。

自分を相手にして、この裁判で勝てると思ったリンが愚かだったのだ。

ソシオパスはまともな親になれるのだろうか――

こうした問いそのものが無意味だと考える人たちもいるだろう。ペリーに見られるソシオパス特有の無責任と冷酷さ、残忍さを少しでも知る人なら即座にそう答える。それにもかかわらず、わたしたちの社会では、良心をもたない人も子供が生まれればちゃんとした親になれると信じられているから不思議だ。

世間では「ソシオパス」という言葉は、手荒かった元夫や元妻を意味する単なる代名詞のようで、「自分勝手なやつ《ジャーク》」とか「気味の悪いやつ《クリープ》」などの俗語と同じような使われ方をしている。わたしたちが暮らす社会や法制度のもとでは、あえてソシオパスについて疑問の声をあげ続けていると、その人物こそやっかいな人間と見なされ、たいていの場合、頭がおかしいやつと疑われてしまう。

この問題について、ソシオパスの親のもとで成人した子供からたくさんの手紙をもらった。ソシオパスはまともな親になれるのか――わたしの問いにこうした手紙はいずれも答えていた。想像されるように、どの手紙もはっきりとした調子で、「まともな親には決してなれない」と答えていた。親がソシオパスの場合、子供を直接支配し、彼らの生活をめちゃくちゃにして、しかもその悪影響は子供が成人したあともなかなかぬぐい去ることはできない。

「父には良心のかけらさえありませんでした。自分がその事実を認めるまでには長い時間がかかりました。二九歳になって、父の支配から逃れてすでにかなりの年月がたちますが、いまだに父の影響には苦しんでいます。両親はわたしが小さなころに離婚し、親権は父と母との共同親権だったため、隔週末ごとに父の家で過ごしましたが、それから五年、父は自分の息子に性的な虐待を繰り返しました。高校に入学した直後に父の家を飛び出し、以来、一度も足を踏み入れてはいません。

いまでも素直に人を信じることができないばかりか、うつ病を抱え、不安障害の発作にも見舞われます。ある問いが頭にこびりついて、とりつかれたように毎日自問しています。もしも誰かが父の行為をとめてくれていたら、いまの自分はどんな自分になっていただろう。そもそもどうして、父のような人間が子供に近づくことが許されているのだろう」

実際、社会はソシオパスをなぜ容認しているのだろう。すでに説明したように、ひとつには、彼らはやすやすと周囲に溶け込むことができ、自分を見事なほど不可視の存在にできるばかりか、何をしでかしても法律や世間の目からおおいかくす術に長けているからだ。さらにもうひとつ、彼らの注意は通常、「容易な標的《イージーマーカー》」、つまり無防備な人や声をあげない人たちにもっぱら向けられているからである。そうした標的として、自分たちの幼い子供ほど格好の相手はいない。

だが、状況が彼らをさらに勢いづかせている。彼らは生まれつきの資質からソシオパスとしての力を得ているが、その力はある程度にとどまる。実は、それ以外の力はわたしたちから、つまり社会から得ている。ペリーと面談したカウンセラーのように、わたしたちは無力な人たち、とりわけ幼い子供を守りたいと心から願っているものの、たいていの場合、弱き者を守るのではなく、わたしたちもこのカウンセラー同様、結果として彼らを虐待する側を守ることに力を貸しているのだ。正しいことをしたいと社会全体で望みながら、ソシオパスがかかわる問題については、誤解と時代にそぐわない仕組みのせいで、真相を明るみに出すのではなく、さらに人目につかない暗がりへと追いやっている。

離婚してもなお家族を支配する

次に紹介するケースについて考えてみてもらいたい。ここに書かれているソシオパスの言動に対して、多くの人が下劣で犯罪的な行為なので、子供を保護するために司法は最大限の処置を講じるべきだと考えるはずだ。しかし、そうした対応はいっさいとられなかった。そのかわり、このときも法制度は正常な精神の持ち主の親（ソシオパスではない母親や父親）と子供たちのいずれも救い出せなかった。こうしたケースは枚挙にいとまがない。

「離婚の協議中、子供はずっとつらい思いをするといわれますが、離婚する相手がわたしの夫のような人物である場合、そのつらさは何倍もひどくなります。離婚してから三年になっても、子供たちもわたしも彼から受けた被害といまだに戦っています。

デビッドと出会ったのは、彼がロースクールの一年生のときで、当時、わたしは彼の大学の近くにある店で働いていました。彼に声をかけられたのがきっかけで、よく話をするようになりました。しばらくしてデートをするような関係になったころ、彼は自分の家族より、わたしの家族のほうがずっと好きだと言っていたのを覚えています。裕福な家なのですが、彼は両親から相手にされず、小さなころからずっとそうだったと話していました。

彼はわたしに夢中で、毎日のように電話をかけてきましたが、やがてずっといっしょにいたいと言われて結婚を決心しました。ただ、結婚したとはいえ、彼はまだ学生です。彼の実家は一セントだって援助してくれないと言われ、学費を払うためにはわたしがかけもちで働くよりほかありませんでした。そして、彼が卒業するころには娘と息子が生まれていました。

卒業したデビッドは地元の法律事務所に就職しました。その後、引き抜かれて別の事務所に移りましたが、新しい事務所は車で三時間も離れた町です。子育てがあったので、わたしは両親から離れて暮らせません。別居したことで、夫婦仲はやはり冷え込んでしまいました。彼とは今後について話し合いましたが、デビッドはわたしを抱き寄せ、愛しているのはわたし一人だと言ってくれました。ただ、しばらくして、彼が子供についてひと言も触れようとしないことに気づきました。わたしに対する言葉も本気ではないと疑うようになったのもこのころからです。

夫婦仲は冷え込む一方で、わたしも気をもんでいましたが、彼は仕事で留守にしていることが多く、ろくに話もできません。しかし、わたしたちにはまだ三人の子供がいます。子育てはたいへんでしたが、この子たちに対してわたしは責任があります。

前触れもなく見知らぬ女性が家にきたのはそのころでした。家にくるなり、明日、新しいカーペットを貼り直すと言うのです。そんな注文は知らないと聞くと、デビッドの名前を出し（名字ではなく、名前で呼んでいました）、彼からの注文だと言います。相手は貼り替えのために下見にきたと言っていましたが、かといって採寸するわけではなく、確認のサインを求めるわけでもありません。結局、家のなかを見渡して満足そうにうなずくと、何も言わずにそのまま立ち去りました。デビッドに電話して確かめましたが、詐欺のたぐいのようだから忘れたほうがいいと言っていました。

一年後、同じ女性がふたたび玄関に現れました。今度は大きなスーツケースを二つさげており、家に入ってくるなりリビングにスーツケースを投げ出すと、いったん家から出ていきました。この日、ちょうど近所の子供たちが集まってわたしの家で遊ぶことになっていたので、居合わせた子供たちも怖がっていました。しかし、本当に恐ろしい衝撃はそれからです。家に戻ってきた女性は腕に赤ん坊を抱え、この子の父親はデビッドだと言い放ったのです。

女性が立ち去ると、デビッドにすぐに電話をしましたが、それは事務所の仲間が仕組んだいつもの悪ふざけだと、事もなげに話していました。その言葉を信じたのは、もちろん、自分の夫がそんなまねをするとは認めたくなかったからです。それから数週間後、彼が働く事務所を最近辞めた秘書の女性から電話をもらいました。彼女の話では、デビッドが親密な調子で女性と繰り返し電話をしており、しかも相手の名前はわたしではなかったそうです。この電話で最後の望みも断たれました。こうなった以上、離婚を話し合うしかありません。わたしが話を切り出すとデビッドは怒り出し、荷物をまとめて家を出ていきました。

裁判をお願いした弁護士を通じて、彼が出張と称してはほかの女性といっしょに過ごしていた事実がわかりました。その女性のために数千ドルのお金を湯水のように使っていました。ある日、ＡＴＭを使って現金をおろそうとしたときです。夫婦の共同名義の口座の残高がゼロになっていることに気づきました。

しかし、いちばんつらかったのは、子供たちに向かい、パパと離婚すると伝えなくてはならないことでした。子供たちに話したとデビッドに告げると、彼は赤ん坊じみた調子で泣きわめいていました。その後、彼も子供たちと話し合いましたが、話を聞いた子供たちは明らかに混乱していました。おそらく、デビッドは自分の子供にさえ嘘を言っていたのだと思います。原因はすべて、わたしのせいだと言い含めていたはずです。

デビッドはあの女性と赤ん坊と暮らすようになりました。しかし、離婚手続きが終わる前、まるでストーカーのように、車に乗ってはわたしたちの家の近所を探りまわっていました。近所の人たちにわたしの悪口を言い触らし、わたしが浮気をして彼をだましていたと言っていたようです。

離婚問題がかたづけば生活も落ち着くはずでしたが、デビッドはその後もわたしの悪口を子供に吹き込み続け、三人には相当なストレスになっていました。もちろん、彼には子供との面会権があります。ただ、彼のこんなまねをとめたくてもとめられなかったのは、身体的虐待や性的な虐待ならともかく、精神的な虐待を理由に彼の来訪を拒むのは根拠として十分ではなかったからでした。

彼の訪問が精神的にも子供たちの大きな負担になっているのはわかっていました。

一五歳になる長女のオリビアは、離婚から一年近く父親とは会っていませんでした。デビッドは面会権を盾に面会を迫ったのですが、ソーシャルワーカーはオリビアの意志を優先しました。これ以降、オリビアは母親の味方、つまり自分の敵だとデビッドは見なすようになりました。父親から電話でなじられ続けたオリビアは、そのあと激しく泣き出したこともありました。

離婚問題はやがて決着はつくでしょうが、子供たちへの精神的なストレスはそうではありません。少なくとも長女は父親との接触を避けられましたが、九歳になる次女のクレア、一二歳の長男ジェイソンは、オリビアのようにはいきませんでした。二人ともまだ幼く、父親が訪問する是非を自分で決められないと判断され、デビッドには彼らとの面会が許されました。

あるとき、デビッドは二人を連れてビーチに行こうとしました。わたしはなんとか二人をとめようと試み、クレアのセラピストさえ感心できないとデビッドを諭していました。セラピストの忠告は無視されたので、わたしは、あの女性と赤ん坊は連れていかないと彼に約束させました。結局、そんな約束も無駄でした。ビーチに着くと、デビッドは自分の子供の目の前で、あの女性と二人でたがいの体をなでたり、触ったりしていたようです。借りていた別荘では、クレアとジェイソンに夕食を作らせ、自分たちはお酒を飲みながら、裸に近い格好でデッキで抱き合って踊っていたといいます。

父親の家を訪問するたび、クレアもジョンソンも体を震わせて帰ってくる日が多くなりました。何があったのか聞いても、押し黙ったままです。二人のストレスは高まり、悪影響も現れていました。クレアは拒食症で入院し、ジェイソンは、まともに眠りもせずにビデオゲームの世界に引きこもってしまったのです。

デビッドに振りまわされ、母親として子供たちの面倒を十二分に見られなかったのは自分でもわかっていますが、わたしはわたしで最善のことはやってきました。離婚からすでに三年が過ぎ、オリビアはまずまず順調な毎日を送っています。現在は大学に通っていますが、週に一回はスクールカウンセラーと面談しています。クレアの体重は安定しておらず、太ったりやせたりの繰り返しです。セラピストの面談を定期的に受けながら、摂食障害の治療を受けています。しかし、やはり心配なのがジェイソンです。夜も眠らずにひと晩中ゲーム漬けの毎日で、学校の成績もひどくなる一方です。どう手を差し伸べていいのかさえわかりません。オリビアはともかく、クレアとジェイソンには、『どうしてパパと仲直りしようとしなかったのか』と、いまでも聞かれます。

デビッドはわたしに関する嘘を相変わらず二人に吹き込み、いっこうにやめようとはしません。『ママが一家をばらばらに壊してしまい、パパは悲しくてならない』

『お前たち二人に、パパはいらないとママは考えている』などと言っています。『近所の人たちに変な話をして本当に後悔している』とも言っています。自分もまちがいを犯したが、それをなんとかしようとがんばっても、わたしがまったく相手にしないと二人には言っているようです」

法廷の駆け引きを楽しんでいる

特異な例のようにも思えるが、多くの人たちが同じような状況に置かれている。寄せられた手紙でも、法廷争いにもつれ込んだと記された例が圧倒的に多かった。そうした手紙の多くに、わたしが「親権をめぐるソシオパス特有の駆け引き」と呼ぶ兆候が記されていた。その駆け引きにおいて、良心をもたない人たちは、人を操り、支配する格好の手口として現在の法制度を利用している。

ソシオパスとの親権争いは次のようなパターンで繰り広げられる。

まず、彼らは親権を主張し、妻や夫と法廷で争うことに高揚感を覚える。だが、彼らは自分の子供を愛せず、高揚感がピークを過ぎれば、養育への関心は十中八九なくなる。裁判の駆け引きを楽しみ、その駆け引きに彼らは通じているので、合法的に妻や夫と争えることは彼らにとってこのうえないゲームなのだ。子供を守ろうと相手が苦しみ、絶望に駆られて進んで窮地に落ちていく姿を目にすることほど、彼らにとって感極まるときはない。ソシオパスの支配欲は相手を狼狽させることで満たされ、人を支配することこそ彼らの最大の関心事なのだ。

次に、子供を守るはずの法律が目的を果たせなくなる。ソシオパスの巧妙な駆け引きで法律の隙を突かれ、審理がひっくり返されてしまう。恥じ気もなく繰り返される嘘、手段を選ばない印象操作、被害者は自分のほうと信じ込ませる説得力が彼らにはある。さらに、子供が直面する危険について、法制度がその重要性を理解していない場合も多く、こうなると状況はもはや悲劇的だ。

結局、ソシオパスと戦う親は冷静さをますます失い、子供に対する受け入れがたい運命を認めなくてはならない状況に追い込まれていく。心から子供の身を案じているにもかかわらず、取り乱していく姿は、弁護士や判事、時には親友や家族の目にも〝病的な興奮《ヒステリー》〟として映り、それを理由に親としてふさわしくないという烙印を押される場合もある。正常な精神をもち、子供を愛していながら、一方の親はこうして気力と資力を消耗させていき、自分はバカでまともではないという思いにさいなまれて、ますます孤立感を深めていくのだ。そんな状況に置かれても、子供への思いを諦めたりはせず、相手の手から救い出そうと奮闘を続けようとする。そして、その戦いは数年に及ぶことも珍しくはない。

裁判を続けていくうえで、相手よりお金がなければ、ソシオパスとの裁判はさらに耐えがたいものになる。次の例にもソシオパスとのそうした親権争いの様子がはっきりと現れている。

「いまから思えば、マイケルとのそもそもの出会いがあまり普通と言えるものではなかったようです。当時、わたしはまだ一九歳で、彼はすでに三十代半ばでした。大学に入学したはじめての夏休み、わたしは子供たちのデイキャンプで働き、そのキャンプに彼の二人の子供が通っていました。マイケルは送迎のためにキャンプを訪れ、会うたびに冗談を言ってはわたしを笑わせていました。

数週間後にはすっかり打ち解け、彼からデートに誘われました。子供はいるが、離婚して法的な手続きもすんでいると言っていましたが、年齢の差がどうしても気になったので、結局、彼の誘いは断りました。ただ、断っても意味はなかったようです。彼はすっかりわたしに夢中になっていました。

その年の秋、教室に向かってキャンパスを歩いているときでした、突然、目の前にマイケルが姿を現したのです。わたしには運命の再会でした。彼は市内に、小さいですがワンルームマンションを持っていました。間もなく、わたしはたいていの夜をそこで過ごすようになりました。

しかし、夢のような時間はあっけなく終わりです。事あるごとに彼がわたしを縛りつけるようになったのです。日程を分刻みで教えろとまで言われ、その日の最後の授業が終わってすぐに帰ってこないものなら、いきなり怒り出す始末です。また、部屋に帰ってみると、彼が朦朧《もうろう》としていたときも一度や二度ではありませんでした。彼のかたわらにはお酒の空き瓶が何本もころがり、部屋にはマリファナの煙がいつもこもっていました（アルコールと薬物について補足するなら、アメリカ医師会の推定では、ソシオパスの七五パーセントがアルコールに依存し、五〇パーセントが薬物を乱用している）。

わたしを束縛するマイケルの考えは変えられそうにありませんでした。もう学校に行くどころではなくなり、結局、退学処分です。父も母も激怒して、復学するなら今度は自分で学費ローンを組むように言われました。こんなことになる前に彼のもとを去るべきでしたが、わたしも彼を愛しており、自分の問題は自分でなんとかしようと考えました。それに、まとまったお金もほとんどありません。

わたしの決心を聞いてマイケルは激怒しましたが、学年末と同時に実家に帰り、もう一度生活をやり直そうと心に誓っていました。ですが、このときも彼は住まいを変え、今度はわたしの実家がある地区の小さな部屋に越してきたのです。わたしは地元のドラッグストアで働き出していましたが、マイケルは間もなく店を探し出し、それからというもの毎日店にきては、四六時中入り浸って店内をうろつくので、店長から出入り禁止を宣告される始末でした。

そうこうしているころ、もしやと思って試した妊娠テストに愕然としました。恐れていた通りの結果だったからです。マイケルにも話しましたが、『妊娠した』と言って怒るばかりです。わたしには中絶するつもりはありません。敬虔なカトリック教徒として、そんなことは考えたこともありませんでした。しかし、両親に合わせる顔がなく、結局、マイケルのもとに転がり込むしかありません。妊娠中、おろすようにと言われ続けましたが、そんな気はまったくありません。それどころか、子供が生まれれば、きっといい父親になると考えていたのは、サマーキャンプで二人の子供を世話する彼の姿を見ていたからで、そうなれば彼ときちんと結婚できると考えていました。

しかし、彼が飲むお酒の量は日ごとに増えていました。酔うとグラスを壁に投げつけてはたたき割り、それればかりかわたしにまで手をあげるようになりました。手加減などおかまいなしです。一度など激しくたたきのめされ、自分のやったことに彼は赤ん坊のように泣き出していました。わたしが傷ついたと思ったようです。それからしばらくのあいだ、赤ちゃんが生まれるまで、わたしに手をあげるようなことはありませんでした。

生まれたのは娘でした。しかし、今度はわたしの両親に赤ん坊を会わせようとはしません。娘を連れて出ていくと言うと、それなら、わたしが赤ん坊を虐待していると警察に連絡すると言い返してきたのです。実際、わたしに対する接近禁止命令を申し立てました。短い期間でしたが、マイケルが娘の単独親権者だったのは、彼が法律に通じていたことと、わたしよりも収入が多かったのが理由です。娘を育てようにも十分な経済力がわたしにはないと判断され、ソーシャルワーカーとの面談が課され、精神科医の診断を受けるように命じられました。最終的には親権を取り戻せましたが、法律はわたしにとって高い壁となっていました。

娘は五歳になりましたが、マイケルの執拗な嫌がらせは依然として続いています。こんな関係はなんとしてでも断ち切りたいのですが、いまだにわたしから親権を奪おうと追い詰めてきます。実家の援助は期待できません。その後、父が障害を負って働けなくなったせいもありますが、結婚もしないまま子供を産んだ娘を父は絶対に許してはくれないでしょう。

マイケルは別れた前の奥さんにも同じことをしたのではないのかと考えるときがあります。たぶん、二人の子供の親権を母親から奪い取ろうとしたのでしょう。彼の仕打ちで受けた傷から立ち直れるのか、本当のところ自分でもわかりません。わたし自身、心的外傷後ストレス障害（ＰＴＳＤ）を病んでいると診断されました」

時代にふさわしい〝ソロモンの剣〟

この母親の場合、暴力的な虐待者である夫に対して、未成年者の単独親権*が認められた例であり、現在の法制度のもとでは珍しい例かもしれない。とはいえ、ソシオパスに関する一般的な傾向はこのケースにもうかがえる。アメリカ心理学会（APA）の調査によると、虐待する親の場合、そうでない親に比べて単独親権を求める傾向がはっきりうかがえると指摘する。またアメリカ判事基金は、こうした親の約七〇パーセントが単独親権の獲得に成功していると報告している。驚くほど高い数値だが、それは大半の人が法廷でソシオパスと対決したことがないからだ。

どうして、このようなことが起きてしまうのだろう。最優先されるのは子供の利益であるはずなのに、まったく逆の判断がくだされ、そもそもの意図とは正反対の結果を招いている。理由のひとつは、親権争いがソシオパスにとって図らずも有利に進め

＊訳註　日本では離婚すると単独親権に変わり、欧米のような「父親及び母親両方が子供に対する親権を持つ状態」、つまり共同親権は現時点では認められていない。しかし近年、親権を失った親が子供との交流を断たれ、養育にかかわれなくなることを理由に共同親権を立法化する論議が高まり、二〇二三年春、国の法制審議会の部会は、現在の制度を変え、共同親権を導入する方向で具体的な検討を進めることで合意した。

られているからだ。

アメリカの法廷は、共同親権が子供にとって最善だという考えを前提にしている。親のなかには、程度にかかわらず、養育を分担させてしまうと、子供にとって肉体的にも精神的にも危険な人物が存在する。そうした現実的な判断より、この前提が優先される場合が少なくない。母親と父親がいずれも良識を備えており、子供への愛情をもっていれば、こうした前提のもとで裁判所に親権の判断をあおいでも問題はないだろう。[1] 問題は、虐待や家庭内暴力、その他の反社会的な行為の有無がきちんと検証されないまま、この前提にしたがって裁判が進められた場合だ。

ソシオパスがつけ込める抜け穴はこれだけではない。法廷には「フレンドリーペアレント・ルール」と呼ばれる原則があり、その考えにしたがうと、子供や離婚した元配偶者と友好的な関係が育めると評価された側ほど親権が認められやすい。しかし、離婚訴訟の場を支配するのはえてして相手に対する怒りと憎しみで、そうした空気のもとで子供の親権を主張することは、子供を〝人質〟に自分の感情を相手にぶつける手段と化してしまう。フレンドリーペアレント・ルールは、いがみあう両親の紛争に巻き込まれ、子供がスポイルされないことを目的にしている。

残念ながら、この原則は、ソシオパスが相手の意表を突き、法制度を都合よく操作して、この〝駆け引き《ゲーム》〟に勝つためのひとつの戦術になっている。子供の将来を考えると、相手に子供を託するのは問題があると訴えることで、彼もしくは彼女をヒステリー状態におとしいれ、法廷にふさわしくない言動を引き出すようにあおっていく。その一方、当のソシオパスはいかにもソシオパスらしい冷静さで、判事の前では〝友好的〟な人物を演じる。

フレンドリーペアレント・ルールは、片親引き離し症候群（PAS）に対する裁判所の懸念にもとづく原則だ。「片親引き離し」とは、同居親（監護親）が別居親（非監護親）に関する悪口や中傷を子供に吹き込み、子供と別居親の関係をめぐって、子供がマインドコントロールされることをいう。ただ、「片親引き離し」というこの考えについて、裁判所の判断は、子供が抱えているマイナスの感情には現実的な根拠はないという前提に立っている（本章の最初に紹介した例を思い出すかもしれない。裁判所から依頼されたカウンセラーは、ソシオパスであるペリーが娘アシュレーについて語る虚偽の話を認めようとした）。

このような前提に立ってしまうと、親の虐待行為を見過ごすばかりか、その親こそ子供の感情に危害をもたらしている張本人だという厳然たる事実が見抜けなくなる。彼らは自分の子供を威圧し、愚弄するばかりか、たいていの場合、配偶者には暴力を振るい、子供の存在をうとんじている。

裁判所が時代にふさわしいソロモンの剣*――親権をめぐり、賢明な判断をくだせる指針――を整備しようとすると、ソシオパスはその剣をいつも奪い取り、本当に子供を愛している親をその剣で逆に苦しめ、コントロールしてきたと言ってもいい。さいわいにも、共同親権という解決策や片親引き離しという考え、フレンドリーペアレント・ルールなどは、どちらかと言えば導入されてからまだ日は浅い。今後、修正がくわえられるかもしれないし、あるいはあっさりと廃止される可能性もある。

親権をめぐる法律はこれまで何度も矛盾が指摘され、変更を余儀なくされてきた。親権論争では、親権は母親に属するという司法判断が好まれ、二十世紀中頃には判例として確立された。この判断にならい、アメリカの多くの州で法律が整備された。しかし、一九七〇年代を迎えると大きな転換が始まり、多くの州でそれまでと異なる法律が採用されていく。父親と母親の双方に同等の親権が認められ、現在まで続く共同親権（共同監護）のほうが望ましいという考えが導入された。

同時に親の言動の評価についても、裁判所は積極的な役割を果たすようになった。しかし、二十世紀が終わりに向かうにしたがい、離婚件数は着実に増えていく一方で、その際に争われる子供の親権について、裁判所はきちんとした知識にもとづく基準をもちあわせていなかった。そこで裁判所は、行動科学や精神衛生学の専門家にその指針に関する意見を求めるようになった。

二十一世紀の現在、親権の決定の場に研究者や治療者を関与させるのは、慣行としては比較的最近のことで、法律とは無関係の専門家にどの程度の影響力をもたせていいのか、その点についてはいまも論議が交わされている。また、親権の決定に際して、ソシオパスが容易につけ込むことができない仕組みや指針を専門家が提供できるかについては、まだはっきりとわかっていないのが現状なのだ。

法廷を味方につける有効な戦い方

わたしたちの法制度は、正義を守り、法の秩序と秩序を破る問題に応じるために整備されたものであって、ソシオパスに対抗するように設計されてはいない。そもそもソシオパスにとって法の公平性という考えそのものが噴飯もので、彼らは公然と法を破らないまでも、その意味をねじ曲げ、法の目をかいくぐったり、あるいは骨抜きにしたりして、制度をたくみに悪用することで、いわば〝追加得点〟を稼いでいる。法制度は是々非々という複雑な問題を扱えても、ソシオパスの関心はただひとつ、勝つか負けるかという問題に向けられている。

＊訳註　『旧約聖書』に書かれているソロモン王の英知。一人の赤ん坊をめぐり、たがいに実子だと主張する二人の母親に対して、王は赤ん坊を剣で二つに裂けと命じ、その返事から本当の母親を見極めたという伝承。

以下にあげた現在の法制度にうかがえる七つの側面を見てみると、たがいに関連しあいながら親権決定やその他ほとんどの問題で、むしろソシオパスには有利な結果をもたらしてしまうことがわかるだろう。

(1)不安がまったくないとは言わないが、いかなる司法手続きの開始に際しても、宣誓をした者は正直に話すという考えを前提にしている。しかし、眉ひとつ動かさない冷静さで嘘を平然と口にできる点こそ、ソシオパスの顕著な特徴だ。

(2)現行の法制度は国が定める法律にしたがって、有罪と無罪の判定をくだしている。怜悧《れいり》なソシオパスは状況をたくみに操り、法律に触れることなく相手を窮地に追いやる方法に通じている場合が多く、それとわかる証拠を残すようなまねはまずしない。彼らのたくらみは人目に触れることなく行われているのだ。法制度のこうした限界は、法律の違反者を起訴することと、「道徳にそむく者」を訴えることの落差をまざまざと見せつける。彼らソシオパスが唯一犯しているのは道徳上の規範と人間としての品性で、その罪を問われることはない。

(3)ソシオパスは法律を駆け引きの道具と見なし、ゲームのように首尾よく取り扱おうとする。彼らの唯一の生きがいはゲームに勝つことで、他者に向けられたただひとつの関心は、ゲームの駒として使えるかどうかだ。彼らのこうした挙動を監視したり、あるいは特定したりするように法律は整えられていない。

(4)精神疾患に対する法律上の考えは、社会にむしろリスクをもたらす。最終的にソシオパスと診断されても、恩恵は社会ではなく、犯罪者であるソシオパスにもたらされる。その最たる例が心神喪失の申し立てで、懲役刑に服するのを回避するために提出されるが、診断そのものはソシオパスが抱える〝精神疾患〟、つまり彼ら自身が良心をもっていないことを理由にくだされている。はっきり言うなら、処罰を軽くする根拠として診断が法廷に持ち出されているのだ。

だが、ソシオパスの脳は健常な脳とどのように異なっているのか、そうした知識が近年深まったことで、法律の専門家や精神分析医はある疑問を抱くようになった。ペンシルベニア大学の教授で犯罪学と精神医学を研究するエイドリアン・レインは、「道徳上の意思決定に重大な影響を与える（脳の）領域に活性の低下が観察され、サイコパスにモラルの中核をなす感覚が欠落しているにせよ、行動に対しては責任を問われるべきではないのか」[2]と発言している（倫理感や法律問題に関連する神経科学が発展してきたことで、「脳神経倫理学《ニューロエシックス》」と呼ばれる新たな学問領域が生み出されたが、

「神経」と「倫理」を合成させたこの領域は、誕生してからまだあまりにも日が浅く、レイン教授が問いかける非常に重要な疑問について、法律上の明確な答えを示すことはできない)。

(5)司法制度は、もっぱら人間の改悛《かいしゅん》の情と人間は更生が可能だという考えのもとに成り立っている。だが、ソシオパスの場合、こうした感情を本質的にもちあわせておらず、まぎれもない更生をうながすことはできない。刑罰を科すことの法的な効果によって、彼らの基本的な性質の矯正を図ろうという意図があっても、その性質を変えることはおそらく不可能だ。

(6)司法制度は客観性に自負を抱いている。その是非はともかくとして、個人の人格に関する見解について、裁判所はこれまで事実としてきたこと、あるいはそのパターンを変えようとは決してしない。制度の建前としてそれも無理のない話だが、司法制度が社会に組み込まれたのは、現在よりはるかに人口が少なかった時代で、規模が小さな共同体では、求められる「完全な客観性」はそれほど厳密ではなかった。その共同体では、法律家や判事をはじめ、誰もがたがいを見知っており、相手の出自や来歴にも通じていたので、反社会的な人間が正体を隠すのはいまより難しかった。

だが現在、世界は人びとであふれ、個人の人格をめぐる情報はほとんど人に知られないまま、ソシオパスはまんまと正体を隠しおおせている。その結果、人格に関する情報が制限されたことで、裁判の客観性が担保されなくなったばかりか、十分な情報にもとづいた裁判所の決定にも影響を与えている。親権争いの場では、決定は不十分な情報にもとづいてくだされ、子供はますます危険な立場に置かれる。

(7) (6)に関連して、現在の法制度は、発達心理学者の多くが「道徳性判断における慣習的水準*」と呼ぶ発達レベルにあると言えるだろう。定められた法や慣習を尊重してそれに準じることには厳格だが、法そのものの妥当性や公平性が問われることはないのだ。

道徳性に関する法制度の発達水準がこのレベルにとどまれば、ソシオパスの言動を

*訳註 アメリカの心理学者ローレンス・コールバーグが唱えた道徳性発達理論で提唱されている用語。コールバーグによれば、人間の道徳判断は「前慣習的水準」「慣習的水準」「脱慣習的水準」という三つのレベルと六つの段階を経ているという。「道徳性判断における慣習的水準」とは、ほかの人の意見に照らしてその行動を評価するという道徳性判断の発達水準を意味する。

めぐる「道徳」対「不道徳」の問題は、既存の法律を遵守するか違反しているのかだけの問題と見なされる。あるいは、法制度そのものが反社会病質のように思われてしまうのは、人を支配する法そのもの――ソシオパスにとっての〝駆け引き《ゲーム》〟――を尊び、このゲームが機能し、守られている限り、人間が何をしようと問題は二の次にされてしまうからだ。これをシニカルと考えるか、あるいはそうではないと見なすにせよ、現在の法制度が差し出している法廷とは、ソシオパスが存分に腕前を発揮するうえできわめて恵まれた場所なのだ。

多くの人たちから聞かれるのは、裁判所や弁護士に相手がソシオパスだとどうやって証明すればいいのかという点だ。また、ソシオパスとの係争を専門にしている弁護士を紹介してほしいと頼まれたのも一度や二度ではない。しかし、そんなことより、わたしができるいちばん有効なアドバイスとは、「相手がソシオパスだと立証するのは控える」という点だ。相手の正体を明かしたい気持ちはよくわかるが、法廷でそんなことをしてもまったく役には立たない。

法廷は「ソシオパシー」とか「反社会性パーソナリティ障害」などという診断名に関心は向けておらず、また、相手の正体をあばくために証拠を集めても、たいていの場合、当のその相手に翻弄《ガスライティング》されて目的は果たせない。専門家によって相手の精神的疾患が評価されたとしても、法廷に関係していない診断なので、多くは法廷に伝えられず、また、診断が提示されたからといってとくに反応を示したりはしない。

裁判で優先的に扱われるのは相手の具体的な言動で、それが子供にどんな影響をもたらしたのかという立証ずみの結果だ。また、どのような診断であれ、法廷では、精神科医が診断した事実関係は簡単にひっくり返されたり、論点を曖昧にされたりして、容易に反証することもできる。こうした事情もあって、ソシオパスの訴訟に特化した弁護士はほとんどいない。

むしろ積極的に進めてほしいのは、目撃したり、聞いたりした、相手の虐待や凶暴な言動や事件の記録を集める作業だ。こうした記録のなかでもっとも有力なのは、家庭内暴力を記した警察の調書だが、これは警察沙汰になった場合に限られる。裁判に勝つうえでこうした記録は決定的な証拠になるだろう。ただし、証拠を集めている事実が知られると、相手は激怒し、盗み出そうとするので、保管にはくれぐれも気をつけてほしい。自分の弁護士以外、隠し場所について他言は無用だ。

また、裁判で発言したり、弁護士と話し合ったりするときには、「ソシオパス」という言葉は避けて、「口汚くののしる」「嘘ばかりを言う」「人を操ろうとする」「暴力を振るう」「残忍で冷酷」など、誰にでも理解できる言葉で話すようにする。さらに、自分だけでなく、子供たちに対する強要やいじめ、暴力行為などについても記録しておく。

次に記した「児童虐待に関する確認ポイント」について、依頼した弁護士と確認しあい、自分と子供が直面している実際のリスクがどれほど深刻か相手に納得させる。この「確認ポイント」にも「ソシオパス」という言葉は使われていないが、弁護士と判事は平易な言葉で説明された言動に関心を向ける事実に気づくはずだ。こうした言葉が使われているので、子供への悪影響が誤解されることなく説明できる。

精神疾患や法律の専門家は言うまでもなく、それらとは無縁の人たちも、子供への直接的な暴力はまぎれもない児童虐待で、子供の精神に悲惨な影響を残す現実については理解している。しかし、**攻撃性をもつ親といっしょに暮らすだけでも、子供には危険だ**という実態を知る者はほとんどいない。裁判を有利に進めるためには、弁護士に確認事項をきちんと教えておかなければならない。この程度の話ならすでに了解しているだろうなどと思い込んではならないのだ。

児童虐待に関する確認ポイント

ピーター・ジャッフェ、ナンシー・レモン、サマンサ・ポアソンの三人が二〇〇三年に刊行した『子供の監護権と児童虐待——安全性と説明責任の必要』(未邦訳)という本は、児童虐待に関する先駆的な著作だ。[3] この本によると、「これまで、親による直接的な虐待を受けることがなかった児童は、精神的にも無傷と見なされてきた。しかし、この分野の研究が深まるとともに、現実はまったく逆であることが明らかにされた。家庭内暴力を目の当たりにした子供には、挙動や情緒、精神面で多くの障害が認められる事実を研究者は突きとめた。（略）こうした研究から全般的にうかがえるのは、親の暴力を目撃することは、児童にとって一種の心理的な虐待であり、その影響は**短期間にとどまらず、生涯に及ぶ場合がある**」。

発達心理学の著名な研究者であるペネローペ・トリケットとシンシア・シェレンバックの二人は、夫婦間の暴力を目撃した子供にどのような影響が認められるのか、二四件の例について報告している(4)。この種の暴力を目の前で見た二四例の子供全員にうかがえたのは**深刻な精神衰弱で、そうではない子供には見られない症状だった**。南カリフォルニア大学教授のゲイラ・マーゴリンは、青少年の暴力への曝露に関する問題の専門家として知られる。マーゴリンは、このような調査の大半に現れる異常なほど一貫した結果を踏まえ、「自分の親が、配偶者から暴力を受ける様子を目撃することほど、子供にとって陰湿な経験はないと断定できる(5)」とまで述べている。

調査によると、夫婦間暴力による妻もしくは夫への暴力は、平均すると一年に三回で、暴力行為がしばらく収まったからといって状況が好転したと考えてはならない。暴力は新しいパートナーに対しても繰り返される。『子供の監護権と児童虐待』でジャッフェらは、調査対象の夫婦間暴力の加害者の五八パーセントが、夫婦関係が破綻したあとも新しいパートナーに暴力を繰り返していたと報告している。

加害者は、「その後もパートナーが変わるたびに暴力をふるい、有効な介入もしくは本人に責任を負わせるなどの措置が講じられなければ、新しいパートナーは虐待され続ける。（略）暴力が継続する可能性は高く、その結果、親の再婚によって子供は暴力の曝露という虐待を受け続ける」。「判事や精神疾患の専門家のなかには、家族とふたたび関与することは、新たな関係の安定やあるいは成熟ぶりを示していると見なす者がいる」が、残念ながら、新たな人間と家族として関係しあっても、この種の安定や成熟を示していることにはならず、なんらかの介入がなければ、ほとんどの場合で、やむことなく暴力が繰り返されているのだ。

さらに深刻なのは、夫婦間暴力の加害者に監護されている子供は、かなりの確率で家庭内暴力の新たな標的になっている。ジャッフェらは、夫婦間暴力と子供への身体的虐待の関連性が認められるおよそ三五例の検証結果について説明し、三五例いずれにも同様な実証的事実が認められる点を重視している。夫婦間暴力の被害者となった親の子供の三〇〜六〇パーセントが「虐待されていた可能性が高い」と指摘している。

調査報告によっては、さらに高い統計値を示すものがある。発達心理学の研究で知られるジョージ・ホールデンとアン・アペルは、一九九八年に「ジャーナル・オブ・

ファミリー・サイコロジー」誌に、過去二〇年に及ぶ関連全調査報告をもれなく検証した論文を寄せている。(6)二人は、夫婦間暴力と児童虐待が同時に発生している確率は常に高く、場合によっては重複率が一〇〇パーセントの調査報告があることに気づいた。言い換えるなら、夫婦間暴力の加害者の大半、おそらくほぼ全員が、パートナーの虐待者であると同時に、児童虐待の加害者でもあるのだ（あるいは今後なりえるはずだ）。

また、別居や離婚は、子供の生活環境を改善するより、子供に対する加害者の身体的暴力の可能性を高める場合がある。テキサス大学准教授のバーバラ・ハートは刑事司法が専門で、児童虐待の研究で知られる。彼女が報告しているように、「親の婚姻関係が破綻しつつある場合、加害者による児童虐待の発生はさらに高まる」(7)。別居や離婚後、加害者の「虐待は子供に向けられ、子供を従属させようとする」。

ジャッフェら三人もこの点では同じ考えだ。「精神疾患や司法の専門家は、別居さえすれば家庭内暴力は終わり、子供の虐待問題は過去のものとなると無邪気に考えている。しかし、現行の司法制度の検証と科学文献の知識にもとづいたわれわれの見解では、こうした考えはむしろ子供の安全性を脅かしている。単に家庭内暴力との関連だけではなく、別居後の子供にとって何が最善なのかを基本にすえて考えてみる必要があるだろう」と記している。

広範囲に及ぶ調査で得た知識をもとに、多くの機関がそれぞれの提言を明らかにしてきた。「ドメスティック・バイオレンスの加害者には、未成年の単独親権あるいは共同親権を認めるのは好ましくない」。この提言を支持するのが、全米少年裁判所・家庭裁判所裁判官協議会（ＮＣＪＦＣＪ）で[8]、「生育環境の安定性と一貫性を確実なものにするため、可能であれば、子供は問題のない親（もしくは再婚した非虐待親）のもとにとどまるべきである」と考えている。この方針――児童虐待の加害者には単独および共同親権をいずれも認めるべきではない――については、アメリカ心理学会（ＡＰＡ）やアメリカ法曹協会（ＡＢＡ）も支持している。

アメリカ法曹協会がこの方針を支持するのは、①ドメスティック・バイオレンスの加害者は非虐待配偶者に危害を加えることで、子供自身の利益をないがしろにしているだけでなく、②かつての配偶者やパートナーを支配する手段として、自分の監護下にある子供を利用したり、監護権を獲得したりしようとするからである。

さらに連邦議会は一九九〇年に決議案（両院一致決議案一七二号）を成立させ、「子供の監護権の決定に際して、虐待する親の監護権のもとに子供を置くことは有害だという制定法上の推定を成立させるため、配偶者の身体的虐待を裏づけるたしかな証拠が必要というのが議会の認識である」と宣言している。

ソシオパスの戦意をそぐ「無関心メソッド」

二つの主だった理由のために、ソシオパスは親権を求めて戦っている。ひとつは怒りである。自分の**所有物**——元配偶者であるあなたや子供——を裁判所やあなたが奪い去ろうとしていることに、彼らは手のつけられない怒りを抱いている。だが、やっかいなことに、あなたや子供に対して抱いている相手の感情——あるいは抱いていない感情——についてどうにかできる方法はない。子供や自分の将来を守るためには、相手の脳は人を愛するようにはできていないという悲しい現実を肝に銘じておかなくてはならない。

もうひとつの理由はさらに切実な事情による。ソシオパスとして、相手は耐えられないほどの退屈に常に悩まされている。絶えずつきまとうこの退屈をなんとかしようと、刺激と高揚感への渇望がかき立てられていく。**こうした状況のもとでは、あなたこそ退屈をまぎらわす格好の気晴らし**なのだ。子供という弱みにつけ込んで揺さぶりをかけ、あなたが怒ったり、恐れたりするたびに、相手は興奮と快感を得ている。始末の悪いことに、こうした反応が被害者を支配している相手の全能感をさらに強化していく。

だが、自分の意に反する次の事実を認めることは、ソシオパスとの戦いに勝つための鍵だと断言できる。その事実とは、実は、親権をめぐる戦いで、相手の本当のねらいは子供ではなく、あなただということなのだ。ねらいがあなたに向けられているなら、相手が親権争いの最中に感じている興奮と全能感について、あなたの対応しだいでやめさせることができる。いたずらに感情を高ぶらせたり、脅えたりするのをやめられれば、この中味のない空疎な人間は、被害者をもてあそんで楽しむことができなくなる。つまり、相手にとって徹底的に退屈な人間になればいいのである。

退屈な人間になることは、ソシオパスと戦うとき、もっとも強力な対抗手段となるはずだ。相手が目の前から消え去り、自分と子供たちをそっとしておいてほしければ(これがわたしの言うソシオパスに「勝つ」という状態だ)、この攻撃法について学び、その使い方にぜひ磨きをかけてほしい。「退屈な人間になる」など、健全な情緒の持ち主にすれば、肩すかしを食わされたように思えるが、ソシオパスを相手にするとき、この対処法は決定的な効果をもたらすと約束できる。

相手が脅したり、挑発したりするような言動を示しても、動揺したそぶりは見せず、まったく気にしていないふりをして応じるのだ。

もちろん、内心では尋常ではない動揺を感じているはずだ。それだけに、相手がいないところでは、子供のためにも受けたダメージを手当てし、相手が仕組んだたくらみにも備えておかなければならないだろう。しかし、相手の前では、まったく気にしていないようにふるまい、話を交わさなくてはならない。警戒心や恐怖心、あるいは怒りを悟られないよう、まったくの無関心を装うのだ。

被害者がうろたえる姿を見ることが、わざわざ時間と労力を費やしてまで子供を奪い取ろうとしている最大の理由で、子供の問題であれこれ頭を悩ませたくないのが本音であり、まして共同親権にもそもそも関心などない。被害者の警戒心や恐怖心、怒りとは、ソシオパスにとっていわば心理的なドラッグなのだ。相手がこんなドラッグの中毒患者なら、被害者がやることは、相手のハイな気分を台なしにしてやればいいのだ。電話がかかってきても、あるいは自分の目の前に立っていても、まったく関心を示さず、落ち着きを保ったまま、素っ気なく、事務的な調子で応じる。

具体的に見てみよう。相手が自宅にやってきて、家で話し合いたいと言う。そのときには、「わかった。本当に家のなかで話したければ、かまわないわ。ただ、皿洗いをしようとしたところなので、それをしながらでよければ」。それから、何食わぬ顔でキッチンに向かい、皿洗いを始める。

家に入ってきた相手は話を始める。子供に関連した話で、とてもではないが落ち着いて聞いていられないような内容だ。そのような場合は、「で、何が言いたいの」「なるほど、それで」とか、あるいは気のない調子で「ええ」とあいづちを繰り返す。

予期していたような反応がうかがえないので、相手はいらつき出し、話をちゃんと聞いているのかと問いただしてくるだろう。そのときは、「もちろん、ちゃんと聞いているわ。ほかに話はないの」とか、あるいは「そんなことを言うために、わざわざきたの」と問い返すといいだろう。

相手はますます脅しにかかり、のっぴきならない状況に追い込もうとするが、向こうが態勢を立て直す前に、「これから出かける準備をしなくてはならないの。また、別の機会に話を聞かせてもらえると思うわ」と立ち去るように言い渡してしまう。濡れた手をぬぐいながら玄関に向かい、ドアを開けて退去をうながす。そんな命令を受けるなど本意ではないので、相手は（たぶん怒気を含んだ調子で）そのまま話を続けるだろうが、そんな話には応じず、開けたドアのかたわらで、感情を押し殺したまま立っているだけでいい。相手の言葉に対して、これという（つまり、まったく無関心だという）返答が思い浮かばないときは、もううんざりとため息をつき、押し黙ったまま、あきれた顔をしていればいい。

このような状況では、無理をしてまで抜かりなくふるまう必要はない。関心などないようにふるまうだけでいい。

こうした応対は、まさにソシオパスの手口と同じではないかという声も聞こえてきそうだ。たしかに人をまどわす仮面をかぶっているが、この場合、ソシオパスのように人を支配し、さいなむために使ってはいない。被害者にとってこの方法は駆け引きを楽しむゲームや常習性の高いドラッグでもない。子供の幸せを守るためにこうやって戦っているのだ。無礼なふるまいと法律を盾にした内臓をえぐるような脅しに直面して、内心では激しく動揺しながら、しばらくのあいだ普段よりも平静なふりを続けることは、子供の将来を考えれば、十分に価値があると言えないだろうか。

結局、狡猾な手口を認めるかどうかというジレンマは、厳密には精神の問題ではなく、モラルをめぐる問題なのだ。わたしとしては、家族を人間の悪意から守るという観点から、自身で判断をくだされることを望んでいる。

自分は感情がすぐに表に出てしまうので、こうした態度では応じられないと考える人ももちろんいるだろう。しかも、自分を昔からよく知る人間の前でそんなふりをしなくてはならない。しかし、気持ちがすぐに現れてしまう人でも、多くの人たちがこの方法を実に効果的に使ってきたので、どうか安心してほしい。動揺が表に現れないようになるにはいささか練習して慣れておく必要があるが、準備すればまちがいなくできるようになる。

さらに言えば、この方法は感情が表に出やすい人のほうが、日ごろから感情を隠してきた人よりも、劇的にうまくいく場合が多い。その理由は、「対象者《オーディエンス》」（この場合なら、親権争いの相手のこと）があなたに抱いているイメージと、現実のあなたが示す無関心な反応という、彼らの意表を突いた落差のせいだ。心理学で言う「コントラスト効果」によって、違いがいっそう際立ってくるのだ。

「無関心メソッド」とでも呼ぶべきこの方法を行う場合、事前に練習しておく必要があるだろう。どんな話が交わされるのかあらかじめ想定し、どのような返答なら無関心を装えるのか考え、実際に声に出して何度も繰り返してみる。鏡の前で練習したり、信頼できる友人に相手を演じてもらったりしてもいいだろう。こうした事前の準備を通じて、内心を見抜かれていないかを確認し、最後まで本心を感づかれることなく応じられると自分に言い聞かせる。相手のねらいは、こちらが動揺しているとわかる明らかな証拠であり、常習的にふけっているその楽しみを奪い取ってしまうのだ。

〝退屈〟という解毒剤

人を翻弄することに夢中のソシオパスが、その欲望が満たせないように全力をつくしてほしい。無関心を装い、平気なふりをしているが、本当はそうではないと相手から指摘されても、そんなことで言い争ったり、むきになって否定したりする必要もない。少しは余裕を見せて相手に応じてもいいぐらいだ。「もちろん、見かけ倒しもいいところかもしれないわ。でも、あなたもそうでしょう」と落ち着きを払いながら、正直に答えてもいい。

この場合、必要なのは目をみはるような演技や迫真の演技ではない。なすべきことはただひとつ、これまでソシオパスに与えてきた〝報酬〟を奪い取ってしまうことなのだ。そのためには、相手が拍子抜けするまで、木で鼻をくくったように無愛想に応じ続ければいい。いちばん簡単で効果的なのは、相手が自分をうんざりさせているように応じ続ける方法だ。実際、そんなふうに応じていると、相手の言動に辟易してくる。ソシオパスの駆け引きとは、結局のところ、退屈でくだらない言動の繰り返しにすぎないことがよくわかる。

ソシオパスのたくらみや脅しに対し、意図的にあきあきした（あるいは、あきあきさせる）態度で応じるのは、素行障害の子供に緊急時対応計画《コンティンジェンシープラン》（第2章で説明した評価表のこと）と共通する心理学的モデルにもとづいている。言うならば、被害者が**教師**となり、ソシオパスという問題を抱えた**生徒**に、ある行動とその結果として得られる報酬（あるいは報酬は得られないこと）という関係性を教え込んでいるのだ。素行障害の子供は特定の行動を行えば、自分の好きなもの、たとえばお菓子や玩具という見返りが得られると納得していく。言い換えるなら、子供は自分のプラスの行動と心理学者が「強化」（意味のある報酬）と呼ぶもののあいだに結びつきがある事実を学んでいく。

これとは逆に、成人したソシオパスは、自分が楽しんできたもの（被害者にはっきり現れる怒りや恐れ――ソシオパスに言わせると〝ヒステリー〟状態）が、否定的な言動によって引き起こされない事実、つまり、自分がちらつかせる脅迫的な言動とこれまで堪能してきた強化のあいだにもはや関係がなくなった事実を学習していく。

ある言動が報酬と関連していない事実を繰り返して確実にさせていくと、その行動は「消去」されていくのだ。心理学でいう「消去」の考えは、ラットを使った古典的な実験で説明できるだろう。そのラットは、小さなレバーを押すとエサがもらえると強化されている。研究者が装置のスイッチを切り、レバーを押してもエサが出てこないようにしておくと、間もなくラットはレバーを押すのをやめる。レバーを押すこととエサが手に入るという結びつきを無効にすることで、レバーを押すという行為をラットから消去させたのだ。

平静を保つこと——あるいは平静な外見を保つこと——で、良心をもたないソシオパスが嫌がらせや脅しを繰り返してくるたびに、そうした相手の挙動を消滅させているのだ。しかし、これで諦めたかと思えても、おそらく、その後も何度かの攻撃には耐えなくてはならないだろう。相手の脅しはさらに激しいものになり、それまでとは異なる手口で脅してくるかもしれない。目先をいささか変えた手口で、以前の状態に引き戻そうとする場合に用心しておきたい。

消去過程に見られるこの種の行動の高まりは「消去抵抗《バースト》」と呼ばれる（ソシオパスはこのような場合でも普通暴力を振るわないが、身の危険を感じたら警察に通報をする）。大変な困難を乗り切ったあと、このような相手の突然の反応にはひるんでしまうかもしれない。しかし、それでも踏みとどまり、目に見える動揺を示さなければ、報酬を求める最後のあがきはやがて鎮まり、彼らの反社会的なふるまいを完全に消去することに成功する。

しかし、最終目標は単なる消去を超えたところにある。**相手に対して、これ以上自分を脅しても以前のような快感は得られないと気づかせ、楽しみは別に見つけてもらい、自分や子供はそっとしておいてもらうこと**なのだ。あなたがどうしようもないほど退屈な人間だとわかれば、ソシオパスはあなたではなく、もっと容易に支配できる被害者に食指を動かしていくだろう。そうなれば、我慢をしてまで子供を引き取り、面倒を自分で見る必要もなくなる。そんな結果など、ソシオパスは最初から望んではいないのだ。

相手は「心を喰い荒らす者《エモーション・イーター》」であり、人を翻弄する快感に溺れた中毒患者だ。その人生は新たな刺激の源――糸を操れば、容易に絶望したり、興奮状態におちいったりする誰か――を探すことにもっぱら費やされてきた。子供の将来やあなた自身を救い出すため、あなたがなすべき務めとは、相手の糸を自分の感情から切り離すことであり、それができれば、彼らにとってあなたはぞくぞくするような全能感をもたらす源ではなくなる。裁判所が相手の言動にどう報いるのかについては、どうこうできる立場にないとはいえ、ソシオパスに対して報酬を差し出すかどうかは、かなりの部分を自分でコントロールできる。練習の結果得た無関心と落ち着きであっても、そのようにふるまうことでソシオパスとの駆け引きから解放されるのである。

ソシオパスがどのようなパターンで駆け引きを展開するのかを理解し、心理学の研究成果で武装すれば、良心をもたない人との戦いにも大きな成果が得られる。それは長年にわたり、彼らから苦汁を飲まされてきた場合も例外ではない。

次のケースは、わたしの前著を読んだ女性から送られてきた手紙にもとづいている。

ソシオパスと戦い抜いた女性

「わたしは弁護士のかたわら、母校である大学の非常勤講師として学生を指導しています。世間的には無知とはほど遠い人間と思われていますが、ソシオパスに支配されていたことで、長い期間にわたって深刻な苦痛にさいなまれてきました。

両親はわたしが七歳のときに亡くなっています。姉弟は五人、わたしがいちばん年長でしたが、弟や妹、仲のよかった友だちとも別れ、みんな別々の家に引き取られました。わたし自身、成人を迎えるまで三回家族が替わりましたが、そのなかで、いちばん長く暮らした家の主人はきわめて暴力的な人物でした。毎週土曜日になるとかならずと言っていいほど、わたしの従姉に当たる自分の妻に暴力を振るうような人でした。

いま思えば奇妙な話ですが、当時、わたしと従姉はこれを『土曜の夜のボクシング』と呼んで、家庭内のいざこざはわたしにとっても当たり前のように思えたものです。従姉の夫はわたしにも身体的な虐待を働き、何度か不適切な関係をもったもののの、従姉に振るうような激しい暴力に及ぶことはほとんどありませんでした。そして、こんなふうにして男性とかかわりをもつのが、わたしにとって当たり前のことになってしまいました。

しかし、学校については本当に楽しい思い出しかありません。どの学年でも、どの学科でもいつも一番だったからです。しかし、心はいつも満たされない思いでいっぱいで、たくさんの男性と体だけの関係でつきあい、若いころから浴びるようにお酒を飲んできました。わたしの存在をきちんと認めてくれるものをずっと追い求めていました。

何人もの男性と深い関係を繰り返しましたが、結局、結婚したのは二九歳のときです。主人とはロースクールで出会い、夢中になったのはわたしのほうからでしたが、彼もわたしはとても美しく魅力的で、しかも聡明だと言ってくれました。彼に頼まれ、学校に提出するレポートを代筆し、自分の勉強を進めながら、彼の学業の少なくとも半分はわたしが手がけました。卒業試験や司法試験もわたしの助けがなければ彼は失敗していたでしょう。そんなわたしに、彼はたくさんの贈り物でねぎらってくれました。

『一か八かの瀬戸際』で毎日を生きていたいと彼はよく口にしていました。そんな彼の言葉をわたしもわくわくしながら聞いていたものです。ロースクールに入学する前、彼はミュージシャンとして成功していましたが、それを捨ててまで法律の世界を選んだと言っていました。わたしも音楽は大好きだったので、音楽とコンサート（演奏はそれこそ『一か八か』のようなもの）はわたしたちの共通の趣味になりました（と、わたしが勝手に思っていただけでした）。

出会って半年もしないうちに結婚です。あとで聞きましたが、教授たちは内心ではわたしの結婚を不安がっていたと言います。この話は後年、わたしが非常勤講師になったときに聞きました。同じ職場で働く同僚ですから、遠慮なく話してくれたのでしょう。先生たちは彼について生理的に受け付けない印象をもっていたらしく、そんな人間とわたしがなぜつきあっているのか首を傾げていたと言います。

彼の虐待が始まったのは、明日が結婚式という日の夜でした。事もあろうにわたしに向かい、髪の毛を切って丸刈りにしてほしいと突然言い出したのです。もちろん嫌だと断りましたが、切ったほうが似合うと執拗に言い続け、どうしても聞き入れてくれません。やむなく応じると、わたしが髪を切り終えるまでいっしょにシャワーを浴び続けていました。わたしは何時間も声をあげて泣き続けましたが、そのあと、これは願いをかなえてくれたお礼だと言って、たくさんの贈り物をしてくれました。こんなふうにして彼の虐待が始まったのです。

卒業したわたしは大手の法律事務所への入所という機会に恵まれましたが、それをあきらめるしかなかったのは、彼が同じ事務所の採用試験に失敗したからでした。結局、小さな法律事務所を開業して、二人で働くしかありませんでした。

彼に泣きつかれ、タトゥーも入れました。ボディピアスをして髪を濃く染め、美容整形を受けたのも彼のためです。そんなことまでして、彼が理想とする女性になろうとしました。恥ずかしい話ですが、彼の願いを受け入れれば、彼はかならず『美しい』と言ってくれ、いつものようにたくさんの贈り物をしてくれました。

もっとも、こうした高価な贈り物は、全部わたしのお金で支払われていたのですが、当時はまだ彼が事務所のお金を使い込んでいる事実には気づいていませんでした。彼に言わせると、お金はわたしが稼ぎ、そのお金を管理するのが自分の仕事だということでしたが、そんな言葉を信じたのは、お金の管理に対するわたしの自信のなさのせいでしょう。その点には彼も気づいており、弱みにつけこまれたのかもしれません。このころのわたしは自分を守ることにさえ気づいていませんでした。

それから出産が続きました。結局、四人の子供を授かりましたが、出産がすむたびに彼が迎えにきて家に帰り、三〜四日体を休めたら、すぐに仕事に戻らなくてはなりません。彼には実務能力がなく、一ドルすら稼ぎ出せません。自分はマネージャーでわたしは働きバチだとよく言っていましたが、彼はわたしを妊娠させたがっていました。とはいえ、子供がとくに好きだという感じではありませんでした。ただ、わたしは子供が大好きだったので、その点ではおたがいの思いは一致していました。

彼がわたしの妊娠を望んでいたのは、こちらが当惑するような、身勝手な欲求を満たすためでした。実際、子供が生まれると、彼はよく家を留守にし、どこに行ったのかわからないことがたびたびありました。もっとも家にいたらいたで、赤ん坊のオムツ一枚替えようとしません。わたしが家を空けなくてはならないときは、彼が家にいてもそのつどベビーシッターを頼まなくてはなりませんでした。子供の世話は彼にはできず、本人にもそんな気などありません。家計に必要なお金はすべてわたしが稼ぎ、子供にかかる費用もわたし一人で用意しなくてはなりませんでした。

家を二～三日空けていったいどこにいたのか、彼は決して話そうとはしませんでしたが、結局、外で女を買っていたのだとわかりました。それを知って激しいショックを受けましたが、最後にはむしろほっとしていました。彼の要求が常軌を逸したものになり、ほぼ毎晩のように求められ、行為もやがて倒錯していき、ありきたりな行為ではもはや満足できなくなっていました。新聞で町の一角にポルノショップができたという記事を見たとき、わたしは吐き気を覚えました。彼はきっとこの店に出向いてはいろいろなものを買いあさり、試そうとするのが目に見えるようでした。

実際、その通りでした。またしてもわたしが言いなりになったのは、彼に追い詰められたせいです。泣き落としたり、しつこくせびったり、有無を言わさずに力ずくのときも何度かありました。そのたびにわたしは屈辱的な思いを強いられ、涙を流すか、押し黙ったままか、あるいは汚された思いにさいなまれました。しかし、彼にはそんなわたしの気持ちが理解できなかったようです。文句を言えば、また高価なものを買ってくれるのでしょうが、そうなれば、悪循環がふたたび繰り返されていくだけです。

お金をめぐるトラブルも起きていました。彼は事務所を一度破産させたことがあり、二度目の倒産が差し迫っていました。夫婦の共同名義の預金口座からお金を勝手に引き出したうえに、クレジットカードの限度額を使い果たし、今度はわたしのカードに手を出してこちらも使い切っていたのです。『もうだめ、これまで』とわたしも覚悟し、事務所のことも子供の面倒もいっさい放り出してしまいました。頭では、もう一歩前に踏み出せば、とにかく四人の子供は生きていけるのだし、それだけで十分とはわかっていましたが、とにかく激しく落ち込んでしまい、何もすることができないのです。しかし、外の世界からすれば、わたしは完璧そのものの女性として映っていたでしょう。はつらつとして、気後れなどせず、声は自信にあふれていました。

やがて彼は、わたしたちの夫婦仲がどうなっているのか、自分がわたしにしてきたことを人に話したらただではすまないと脅すようになりました。仲のいい女性の友人に会うことさえ許してもらえません。通信履歴は残らず彼がチェックしていました。

精神的に追い詰められ、最後には、セラピストに頼ることになりましたが、結婚生活がどんな状態になっているのか話せるまでに二年かかりました。『話した』ことを知られるのをわたしはそれほど恐れていたのです。クリニックの送り迎えは彼がしていたので、セラピストとどんな話をしたのかそのつど教えなくてはなりません。しかし、嘘など上手につけるわけもなく、セラピストに結婚生活について話したその日、わたしが秘密を漏らした事実を彼に見破られてしまったのです。彼はわたしを激しく責め立て、居丈高にすごんできました。『お前の弁護士としての経歴をめちゃくちゃにしてやる』。そして、その言葉に嘘はありませんでした。

あなたの本に書かれていたように、彼はいつもピティプレイを演じていたのですが、それを見抜けなかったのはわたしの落ち度です。『わたしは美しい』『わたしは才能に恵まれている』ので、彼は『自分はますますつまらない人間に思えてくる。もっと、男らしくふるまうようにしなくてはだめだ』といつも言っていました。彼の話だと、自分は父親から虐待され、母親はまともな人間ではなかったそうです。その埋め合わせはわたしの義務だと自分では思い込んでいましたが、彼は哀れなふりをしていたにちがいありません。

結婚したばかりのころ、一度、彼が夢に出てきたことがあります。夢のなかのわたしは森にいて、彼はその森で生きる、みじめで、哀れな生き物でした。わたしに背中を向け、『この森でいっしょにいてくれ、でなければいっしょに連れていってくれ』とすがってきます。返答できずにためらっていると、こちらに向きなおったのです。夢のなかの彼は歯を剝き出し、どう猛な顔をした生き物でした。いまでは、この夢の忠告に耳を傾け、一刻でも早く彼のもとを去ればよかったと悔やまれてなりません。逃げるかわりにわたしは彼のもとにとどまり、四人の子供を産んで、苦しみ続けることになったのです。

彼が家を出ていったあと、使い込みがどれほど深刻な状況なのかわかりました。夫婦名義の口座からはすでに大きな金額が引き出され、これは絶対に取り返さなくてはなりません。また、従業員の還付金の原資ばかりか、税金も納付されていなかったのです。結局、一〇万ドルあった夫婦名義の口座には数千ドルしか残っていませんでした。住宅ローンも残っていましたが、わたしが一人で完済しました。年収は一〇万ドル以上とはいえ、返済のため手元には残らず、子供や自分の服は古着でまかない、住む家も町の貧しい地区に引っ越し、今年までそこに住んでいました。彼と別れてすでに一〇年、引退後の生活に備えて貯蓄も最近ようやくできるようになりましたが、五二歳になりながらそれ以外に貯金らしい貯金はありません。

やっかいな荷物を捨てるように、彼はわたしたちを残して家を出ていきました。すでに関係があった女性がいました。わたしのクライアントの一人で、親子ほど年齢がちがう若い女性です。四人の子供をめぐっては約一年、まったく音沙汰はなかったのですが、その後、親権を口にするようになりました。子供の話を持ち出せばわたしが苦しみ、彼にとってもこれ以上ない気晴らしになり、わたしに揺さぶりをかけるいちばんの方法だと気づいたようです。

実際、親権をめぐって訴えを起こされました。しかも、わたしが開業する司法管轄区での訴訟だったので、わたしへの当てつけになるのを知ったうえでの訴訟でした。もっとも、わたし自身が判事の前に立ち、なにもかも――彼が行ってきた虐待と暴力行為に関する記録のすべて――残らず明らかにすれば、自分が敗訴してしまうことに気づいたのでしょう。その後、訴えをことごとく取り下げています。

彼は再婚して新しい家庭をもちましたが、なんと子供はまたしても四人です。子供を使ったわたしへの嫌がらせはその後も続いたものの、セラピストの助言にしたがい、彼の脅しには何も応じない方法を学びました。かつての贈り物のように、彼の嫌がらせもまた惜しみなく続き、しかもあらゆる方法で脅されましたが、わたしとしては、ただ受け流してやり過ごしてきました。いまでもまだ連絡はありますが、接触は徐々に減って少しずつですが状況は改善されてきました。

彼との係争を通じて、わたしは母親としての自分の責任だけは守り抜き、そうしたわたしの自負についても、最後には子供にわかってもらえると信じてきました。子供たちを親の争いに巻き込まず、自分の考えを押しつけもしませんでしたが、四人ともわたしの考えを認めてくれ、親としての信頼を得られました。彼は子供を口実に脅してきましたが、その挑発に決して乗らなかったことが功を奏したように思えます。

わたしも再婚して新しい家庭を築いています。相手はわたしの考えを分かち合ってくれる思いやりにあふれた男性です。子供たちのこともかわいがり、子供たちも彼になついてくれました。ようやく、心穏やかに暮らせるようになったのです。大学時代の恩師の一人は、前夫との争いを通じて、わたしを支持してくれた庇護者《メンター》でであり、しかも友人の一人です。専門家として、わたしが本当に弱っているときに支えてくれたばかりか、教師として、弁護士として行き詰まったときにも手を差し伸べてくれました。彼の信頼と支援のおかげで、なんとか専門家としての業績を残せそうです」

この女性は直面した苦難に絶望することなく、試練から抜け出して人生を立て直した。そのために彼女は何をしたのだろう。彼女の成功は、良心をもたない人を前にして、相手とやりあっていくためには何をしなくてはならないのか、それをみずから学び、理解していた点に根ざしていた。相手が自分を脅す見えすいた動機――裁判所という〝駆け引き〟の場で勝つことへの渇望――が彼女にはよくわかっていたのだ。

また、相手の第一の目的は、自分をパニックにおとしいれ、その姿に満足して勝者の実感を味わう点にあるのを理解していた。さらに相手の手口――人を操り、ピティプレイを演じる――を見抜き、その方法は、おそらく自分と出会う以前から変わらず、これからも同じだという点を忘れなかった。そして、〝駆け引き〟に対する相手の動機が、理不尽でありながら、同時に予測できる皮肉な現実を見抜いていた。

また、相手がソシオパスであることを法廷で立証しようとはしなかった。州政府が精神的虐待に対する法的な妥当性について考慮していない点にショックを受けたが、その後、子供への虐待を心理的な面から明らかにするのは控えた。そのかわり、彼女はさらに確実な方法を選んだ。それは、自分に対して行われてきた相手の虐待的な暴力のかずかずについて、可能な限り具体的な記録を法廷に提出することだった。法廷は彼女にとって職場でもあったが、その法廷に証拠を提出する屈辱に彼女はひるむことなく耐えた。

相手がどのような反撃に出るのか、彼女は自信をもって見通せたので、子供を使って不意を突かれても、そのたびに怒りをこらえながら挑発には応じないようにしてきた。相手の意表を突く行動に対し、明らかな動揺という報酬を与えることをやめた。さらに人に助けを求め、彼女の価値を認めて、正当に扱ってくれる人たちに信頼を寄せる術《すべ》を学んだ。そうやって、最後には自分を取り戻すことができたのだ。彼女にとってそれは本当の自由であり、おそらく、それまでの人生ではじめて体験した自由だったはずである。

この例からわかるように、良心をもっている人間たちこそ、法廷での駆け引きには怖じ気づいてしまうものかもしれない。しかし、それが必要となれば、彼女がそうだったように、理性的に立ち向かい、成功に導くこともできる。現実的な判断にしたがえば、法廷でソシオパスと争うことは、悪夢が現実となって目の前で繰り広げられるようなもので、とくに子供が駆け引きの道具にされていればなおさらだ。だが、合理的に粘り強く立ち向かえば、その悪夢を乗り越え、終わりをもたらせられる。それだけではない。続けざまに何が起ころうと、子供を守ろうとする親の強さを間近に見ることで、子供たち自身が大きな学びを得られることを忘れてはならない。

ソシオパスから子供を守るために

法廷でソシオパスと親権を争ううえで必要なアドバイスを記しておこう。彼らとの交渉には特有の難しさがあり、現実とは思えない状況にも応じなくてはならない。

・彼らに勝つには、ソシオパス特有の駆け引きのパターンと、現在の法制度にひそんでいる地雷原を知っておかなければならない。フレンドリーペアレント・ルールや制度の不備につけ込み、（宣誓したにもかかわらず冷酷に語られる）彼らの嘘のせいで、不利益をこうむってしまうのだ。

・虐待親による配偶者への身体的な攻撃は、同居する子供にも悪影響を与える。この事実を裏づける研究を弁護士にも教えられる用意をしておく。

・中傷や脅し、明らかな虐待行為に関する相手の言動を記録しておく。また、その記録を説明する際には抽象的な専門用語は使わないように気をつけ、相手は精神疾患だと訴える気持ちを抑える。現実の司法制度は具体性を重んじ、心理学を論じる場ではないと肝に銘じておく。子供に対しても精神的虐待をくわえていると主張したいのはやまやまだが、そうした主張も控えなければならない。

・勝つためにはどうしても勇気が必要だ。人生でもっとも緊張を強いられる局面だが、相手と対面する際にはあらかじめ練習をして冷静さを失わないようにする。また、たいていの場合、長期間にわたって不確定な状態が続くが、前向きに生きていく姿勢を失ってはならない。**じっと待ち続けられる能力**は、ソシオパスを相手にするとき、計り知れない利点となるのは請け合える。相手は性格的にすぐに飽きてしまいがちで、目先の満足に飛びつき、長期間にわたる結果についてまで考えをめぐらそうとはしない傾向がある。相手がどれほど裕福でも、ソシオパスの場合、この点では変わらない。

・なにより重要なのは、ソシオパスの行動パターンをしっかりと理解することだ。手口はさまざまとはいえ、人の意表を突くことに彼らは人生の大半を費やしてきた。自分のたくらみに被害者がうろたえる姿を見るのが、彼らにとってなによりも強烈な見返りなのだ。その刺激を繰り返すことで、彼らのこうした傾向はますます強化されていく。彼らのたくらみに**反応してはならない**。少なくとも、動揺した様子を決して見られてはならない。動揺を悟られると、相手の攻撃をさらに招いてしまうことになるのだ。

第5章　もっとも冷酷な人間たち――命を奪うソシオパス

「何がものごとを動かしているのかがわからない。なぜ、人間は親しくなろうとするのだろう。なぜ、人びとはたがいに心ひかれあうのか。社会のつながりの底に何が広がっているのか、わたしにはわからない」

――テッド・バンディ

善良な市民の仮面をかぶった連続殺人犯

人と人とが結びついてわたしたちの生活は成り立ち、そうすることで人生は価値あるものなのだろう。生まれた赤ん坊への愛、親に向けられた子供の愛情、伝統や伝承で語られる土地への愛着、家族や友人への愛情。思春期の若者は、社会のなかに自分の居場所を見つけようと躍起になる。そして、恋愛という激しい感情のうねりに翻弄されながら、たがいに愛し、支えあう生涯のパートナーに出会うことを夢見る。わたしたちの脳はこうした愛着を抱くようにできており、その対象はペットをかわいがることから、社会そのものへの強い結束にまで及んでいる。

すでに見てきたように、他者への愛着を発達させられない心は、もっぱら捕食動物のような力と、他者への怒りと恐れ、人の絶望をあおり立て、それを間近で見ることに異様なこだわりを示すようになる。他者を愛せない心は、人と争うことに対する衝動に占められている。普通の人たちの人生が他者とつながりたいという思いを中心に築かれているように、ソシオパスの人生は、他者を支配して脅し、相手を自分の言いなりにさせたいという必要のもとに築かれている。それを実現するには、相手に勝って屈服させなくてはならない。愛をもてないソシオパスの心には人に勝つことだけしかない。

死にいたるような致命的な暴力を使うソシオパスは少数派に属している。良心のない人の大半は破壊的な嘘を平気で口にする者であり、強引な心理的な駆け引きや、あるいは経済力や政治的な手腕を発揮して、人を自分の支配下に置こうとする。家庭内暴力の圧倒的多数はソシオパスによるもので、彼らは自分の配偶者や子供、あるいは年老いた親族に暴力を振るうことで、力と支配の強化を図ろうとしている。彼らは人を虐待するが、殺人者に変貌することはめったにない。しかし、そんな彼らが殺人者になったとき、計り知れない恐怖をもたらす。

怪物が怪物の顔ではなく、ごくありきたりな顔をしているときにわたしたちは恐怖を覚える。「ＢＴＫ絞殺魔」として悪名をはせた殺人鬼として、デニス・レイダーが長く人びとの記憶に残っているのもそのせいだ。ＢＴＫとはBind（緊縛）、Torture（拷問）、Kill（殺す）の頭文字をとって、レイダーがみずから名づけた。レイダーはどこにでもいそうなありきたりな人物で、市の職員として働き、家庭をもち、二人の子供の父親だった。二〇〇五年、レイダーは、カンザス州ウィチタ近郊で起きた一〇件の身の毛もよだつ連続殺人事件の犯人として逮捕された。

周辺住民にとってレイダーこそ最悪の悪夢だった。平日は普通の市民として働き、休日は教会に通い、ボーイスカウトの指導員をしていたが、そのかたわら、余裕があるときには人家に侵入し、電話線を切断して家人をいたぶってから命を奪っていた。ごく普通の人間であることを隠れみのに、町をおおう恐怖という雲の下で、三一年間にわたって正体を悟られることなく暮らしてきた。その間、大半の期間を郊外にある家で妻と子供と過ごし、ごくありふれた人たちといっしょに働き、教会で祈りを捧げてきた。ようやく逮捕され、刑務所に収容されたとき、彼をよく知るほぼ全員が「どうしても信じられない」と口々にコメントしていた。

怪物は怪物らしい顔をしていてほしい。わたしたちがそう願うのも無理はない。おぞましい悪事を犯した者の姿がそれにふさわしい姿をしているなら、そうではない当たり前の姿をした者と安心して向き合える。しかし、この世には邪悪な顔など存在しない。教え子をそそのかして自分の夫を殺させたパメラ・スマートは、高校時代はチアリーダーをやっていた人気者だった。三六人以上の女性を殺した、悪名高いシリアル・キラーのテッド・バンディは、ハンサムでカリスマ的な魅力にあふれ、死刑囚にもかかわらず、女性たちは結婚を申し込む手紙を刑務所に送っていた。フロリダ州パークランドの高校で銃を乱射したニコラス・クルーズのもとには、少女たちからロマンチックな同情の手紙が送られてくる。

隣の家のソシオパス

凶悪犯から自分を守ろうとするとき、わたしたちは、彼らについてまったく誤ったイメージを思い浮かべてしまいがちだ。少数であるにもかかわらず、殺人を犯すようなソシオパスによって、わたしたちが抱くソシオパス全体のイメージが生み出されている。

国中の人たちが、ＢＴＫ殺人のような容疑者は、ありきたりな日常生活を送っているという印象を持つようになった。しかし、本当にそうなのだろうか。あらためて振り返ると、問題はそれほど単純ではない事実が見えてくる。実は、デニス・レイダーは、逮捕されるずっと以前からソシオパスの兆候を明らかにうかがわせていた。もちろん、怪物じみた犯行の全容は逮捕後に明らかになったが、ソシオパスならではのいくつかの特徴は、当初から彼の言動に現れていた。実際、隣に暮らすソシオパスとして考えた場合、レイダーほど不気味な人間はわたしにも思い当たらない。

知的レベルや社会的な地位では目立たず、金融取引や国際政治の舞台に乗り込み、ソシオパスならではの支配や勝利への執着を発揮するタイプでもない。レイダーは町の野犬保護員と法令遵守担当責任者《コンプライアンス・オフィサー》として働いていた。市職員としてわずかな権限が授けられ、その権限を使って市民の家を撮影し、もろもろの確認事項を手帳に記して、冷酷な粘り強さで仕事を進めたが、その目的は住民の習慣を管理することだった。対象は庭の芝生の手入れやペット、家で飲むビールや言葉づかいにまで及んだ。六九歳の女性に対し、犬の放し飼いを理由によく違反キップを切っていたが、彼女が言っていたように、「彼にはそれができたから[1]」という理由だった。犬を保護しようとしたからではない。犯行を自供したとき、レイダーは取り調べの警官に「子供のころ、動物をよくいじめていた」と話している。

良心がある人なら、他人を脅したり、支配したりするためにわざわざ時間を費やすようなまねはしない。近所に気に入らない者がいるからといって、物差しをもって見回り、芝生の草丈を測ってとがめたりはしないだろう。あるいは、他人の地所に忍びこみ、わざと犬のリードをはずし、放し飼いを理由に飼い主を出頭させるようなまねをしたこともないはずだ。友人とバーに行き、ののしられたからと言って、目を剝いて怒りくるったこともないだろう。

だが、デニス・レイダーはそんなことにこだわりながら、自分の人生を送ってきた。住民たちはレイダーのこんなやり方に腹を立てていたが、そこはソシオパスならではの計算ずくの人当たりのよさでとりなし、大きな問題にはならなかった。近所に住んでいた者の話によると、地元の催し物などで出会うと、レイダーは「相手の目をきちんと見ながら、『今日のパーティーは本当にすばらしい。料理もよく選ばれている』と、いつもそつなく話していた」という。

良心は力強い感情で、進化によって生み出されたある種の奇跡だ。それは他者への愛着に根ざした義務感であり、わたしたちの行動が正しく保たれるのは、他者を傷つけると罪悪感にさいなまれるからである。また、良心とはルールに対する強迫観念でもない。それどころか、わたしたちは良心にしたがってルールを拒否する場合もある。それは自分たちのルールやイデオロギーは、誰にとっても常に正しいものではないと考えているからだ。

最後に残っていたひと切れのパイを食べて、多くの人がやましさを覚えるのも良心があるからだ。誰かをわざと傷つけたり、人のものを意図して盗んだりするのは言うまでもなく、おもしろいという理由で、わずかなルール違反をとがめては違反キップを切るのも同じだ。さらに言うなら、デニス・レイダーの場合、忍びこんだ先の見知らぬ人の首を締め上げ、つかの間、手の力をゆるめて息をつかせ、被害者に「助かるかもしれない」と一抹《いちまつ》の希望を持たせたあと、さらに力を込めて相手が静かになるまで締め続けた。

「ソシオパス」かそれとも「サイコパス」なのか、彼らをどう呼ぶかはともかく、良心の不在は、他者への思いやりという水が湧く共同井戸から、精神的に断ち切られていることを意味する。この断絶は他者をおとしめ、支配する結果しかもたらさない。その最たる方法こそ相手を殺すことなのだ。芝生の手入れが行き届いていないだけで、隣人を容赦なく罰せられる人間なら、ためらいなく人の命を奪えるかもしれない。しかも、その人間は血を見ることを好み、被害者とのコミュニケーションも断たれている。

ＢＴＫ絞殺魔の物語とは、新聞をにぎわせた現代の物語であると同時に、歴史に残されてきた人間の物語でもある。身近に起こるローカルで誰でも遭遇するかもしれない物語でありながら、政治権力の闘争の場にさえ見られる、どこにでも起こりえる、克服などできそうにもない物語なのだ。それだけに、思いやりにあふれていると見えながら、内心では他者を支配して操ろうという思いに駆られている人物が、結果として人の命を奪ったとしても、驚くようなことではないのかもしれない。

虐待を受け入れていく被害者

ソシオパスの暴力行為は激情にかられた犯行ではない。むしろ、それとは正反対だ。デニス・レイダーのように徹底的に考え抜かれた――ソシオパスに共通して見られる特徴――犯行であり、細部まで計算され、独善的で冷酷を極めている。次に紹介する例は、最後にはソシオパスから逃れることができたが、生々しいうえに不快な内容を含んでいるので、人によっては読むのは控えたほうがいいかもしれない。

「リチャードと出会ったのは、わたしたちが高校三年生のときでした。彼は家族でこの町に引っ越してきたばかりの転校生で、これで六度目の転校だと言っていました。父親が大きな会社に勤めており、転勤のたびごとに学校もかわってきたそうです。もっとも、本当の理由は別だったとあとで知りました。

一九五〇年代、当時の言葉で言えば、リチャードはまさに『夢のような相手《ドリームボート》』で、彼ほどハンサムの男の子はいませんでした。わたしといえばまったくの世間知らずで、どちらかと言えばつつましい家の一人娘として育ちました。彼の家は町でも裕福な人たちが住む地区にあり、実際、湯水のようにお金がつかえるお金持ちでした。デートのたびに高級レストランに連れていかれ、流行の店で服をプレゼントされたものです。リチャードはわたしにとってはじめての男性でしたが、ある意味では、わたしのバージンは彼が買ったようなものだったのかもしれません。実際、体を許したのは、高価なジュエリーをプレゼントされたあとでしたから。

それから四カ月後、妊娠をしている事実がわかりました。リチャードに捨てられるかもしれないと思ったものの、そんな思いに反して、彼は赤ちゃんができたことに大喜びしていました。わたしの両親はこんな形で結婚することにいい顔はしていませんでしたが、当のわたしはと言えば、舞い上がるような幸せのなかにいました。

しかし、二人で暮らすようになって状況ががらりと変わりました。彼がお酒を飲んでいる姿はあまり見たことはなかったのですが、このころになると毎晩のようにたくさんのお酒を飲むようになりました。控えてほしいと穏やかに頼むのですが、そのたびに話をさえぎり、『世間知らず』とののしられるばかりです。生まれた娘への関心が薄れていく一方で、わたしに対する不平をますます口にするようになりました。娘のオムツと苦戦しているわたしを笑いながら見ていますが、手助けはまったくしてくれません。

彼の親が面倒を見てくれたので、お金の心配はありませんでしたが、いいことだとは思いませんでした。仕事を探して働くという考えが、彼にはまったく感じられませんでした。自分は特別で、世界は自分を中心にまわっているように考えているようであり、やっていることといえば、わたしを面倒に巻き込むことぐらいのことでした。彼のせいで恥ずかしい思いばかりしてきました。

二人でバーに行ったときのことです。男性用のトイレに強引に連れていかれ、個室のなかでブラウスと下着を剝ぎとられたうえ、上半身裸のまま置き去りにされたのです。笑いながら、彼がトイレから出ていく声が聞こえました。友人に連絡してなんとか助け出してもらい、夜遅くになってようやく家にたどり着き、『なんであんなまねをするのか』と泣きながら問いただしましたが、まともに取り合おうともせず、『お前は冗談もわからないのか』と言われました。

リチャードは、自分の家族とわたしが会うのを嫌い、わざと会わせまいとしているようでした。しかし、やっとのことで彼のお姉さんと連絡がつき、昼食の約束をすることができました。彼女の話では、一家が引っ越しを繰り返したのは、リチャードのせいだったと言います。彼のせいで悪い評判が広がるたび、生活を仕切り直そうと引っ越すのですが、結局、その願いは果たせずじまいだったそうです。自分がどんな状況に置かれているのか、わたしはようやく考えることができました。しかし、荷物をまとめ、娘を連れて家を出ようとするたびに、彼は出会ったころの、わたしの大好きなリチャードに戻り、家を出ていけませんでした。

長男が生まれたのは娘の誕生から二年後です。このころになると彼は娘には見向きもしなくなっていましたが、息子の子育てには全面的にかかわろうとしました。

ただ、それはとてもひどいものでした。そのころ、彼がよく口にしていたのは、『女々しい男にだけは育てたくない』で、いっしょにシャワーを浴びては、まだ赤ん坊の息子の泣き叫ぶ声におかまいなく、激しい水しぶきにさらしていました。寝ているベビーベッドごと激しく揺さぶっていたこともあります。とめに入ると、『こうやって、小さなうちから鍛える』と言って、そのたびにわたしは突き飛ばされていました。彼をとめようとすればするほど、わたしへの扱いは手荒くなっていきました。セックスも毎晩のように強いられ、赤ん坊にお乳を飲ませていても容赦はありません。子供を引き剝がし、自分が思ったそのときにわたしを好きなようにしていました。

リチャードも最後には仕事を見つけ、地元の中古車販売会社のセールスマンとして働き出しました。わたしはこの機会を逃さず、荷物をまとめると子供を連れて家を出て、両親に助けてもらい、実家の近くのアパートに小さな部屋を借りました。ですが、間もなく彼から電話があり、すぐに帰ってこなければ子供を連れていくと脅されたのです。電話からしばらくして、わたしたちの居場所がとうとう見つかってしまいました。突然、リチャードが押し入ってきたのです。ドアの鍵をしまい忘れたわたしのせいでした。

わたしはキッチンの床に押し倒され、有無を言わさずレイプされ続けました。そうしているあいだも、圧倒されて縮みあがったわたしのまわりに、彼は手当たりしだいに皿を投げつけていました。出ていくまでのあいだ、子供についてはひと言も口にしません。去り際、わたしに向かってひわいな言葉をわめきちらし、わたしなど足元にも及ばないほど育ちのいい、新しい彼女ができたと吐き捨てるように告げられました。

子供を両親の家に預けたある夜、わたしは車に乗って町を出ました。橋に向かって道を進み、そのまま車ごと川に飛び込もうと本気で考えていたのです。しかし、なんとか踏みとどまって両親の家に戻り、しばらくかくまってほしいと頼みました。実家にいる限り、リチャードも手出しはしないとわかっていたからです。それに、わたし自身がすっかり取り乱してしまい、母親としての自分が信用できなかったからです。このとき、わたしを支えてくれた両親には心から感謝しています。

セラピストに話を聞いてもらうようになってから、気持ちもだいぶ落ち着きましたが、そうしているあいだも、リチャードがおとなしくしていたわけではありません。裁判所命令を得たリチャードは、わたしから子供たちを取り上げたのです。こんなことになるなど、わたしには信じられませんでした。わたしを痛めつけるためにこんな手を使ったのはわかっていましたが、あの人に子供の世話がまともにできるわけはありません。二人の世話をどうするつもりか、気が気ではありませんでした。この苦境を乗り切るうえで、本当に力になってくれたのがセラピストです。わたしは仕事を見つけて働き出すようになり、生活も少しずつですが安定してきました。子供を取り返すことに必死でしたが、そのためには裁判所の次の聴聞を待たなくてはなりません。

最初に戻ってきたのは娘で、これについては娘にいくら感謝をしてもしきれません。引き取ったはいいものの、母親を恋しがって娘は一日中泣き続け、これにはリチャードもうんざりして、わたしのもとに返してきたのです。長男はまだでしたが、それから一カ月後に戻ってきました。『お前のせいで、すっかり女々しくなってしまい、もう手の施しようがない』というのが相手の言い分でした。それから間もなくしてわたしたちは離婚し、これでもう永久に彼とかかわらずにすむのだと信じて疑いませんでした。

その後、現在の主人と出会って結婚しました。きちんとした人で、結婚してから約二年、穏やかに暮らしていたある日、なんの前触れもなくリチャードが裁判を起こし、子供との面会交流権を申し立てたのです。裁判所は彼の要求を認めました。毎週末、不幸だったのは子供たちで、二人には心に深い傷を残してしまいました。毎週末、リチャードが迎えにくるたびに子供たちは隠れ、家に帰ってくるとベッドで泣いていました。

一三歳になったとき、娘はリチャードの家には決して行こうとはしなくなりました。理由を問いただすと、家に行くたびに服を脱いで裸になり、酒に酔った彼の仲間たちの前で踊らされていたというのです。息子はキャッチボールの相手をさせられました。数メートル先から手加減のないボールを投げられ、リチャードは反射神経を鍛えるためだと言っていたといいます。息子はアザだらけで帰ってきました。これをきっかけに、どんなスポーツもしなくなりました。

その後、リチャードも再婚し、子供たちも彼の手から逃れることができました。セラピストのおかげで心の傷をいやし、その後、二人とも大学を卒業し、結婚していまでは子供もいます。何年ものあいだリチャードの恐怖に脅えながら、それを乗り越えてきてくれたことに毎日感謝しています。しかもその恐怖とは、本来なら二人が信頼を寄せて当然の者によって与えられてきた恐怖だったのです」

この話を読み、彼女はなぜもっと早い段階で離婚しなかったのかと首をかしげる人もいるだろう。彼女が結婚生活を続けたのは、実は、被虐待配偶者症候群（BSS）のせいであり、繰り返された心的外傷の結果、心理的にすくんだ状態におちいっていたのだ。虐待に動揺した配偶者は、あまりのショックに脅えて、離婚さえできなくなる。このようなマヒ症状が虐待を受けた配偶者にとくに顕著に現れるのは、窮地におちいったのは自分のせいだと考え、相手の乱暴なふるまいが自分に及ぶのは当然で、そんな自分が家から逃げ出すことは許されないと考えてしまうからである。

加害者はこうした思いにつけ込み、自分こそただ一人の支持者で擁護者であり、自分がいなければ被害者は独りぼっちで、寄る辺ない身の上になると信じ込ませる。また、虐待するたびに、自宅で何が起きているのか、その事実を他人に話したら殺すと言い聞かせる。被虐待配偶者症候群によって、被害者はますます加害者の暴力から逃れられなくなっていく。

無私の愛につけこむ

ソシオパスの暴力は周到に計算された冷酷な行為なので、どちらかといえば容易に隠し続けられる。このケースの女性がそうだったように、ソシオパスの暴力はなかなか表に現れず、文字通り「家庭内」の出来事であり、ある意味では「密室《プライベート》」の行為なのだ。ＢＴＫ絞殺魔のような際立った犯行がある一方で、ソシオパスの暴力行為はほかの人の目が届かない場所で起こりがちだ。この女性が置かれていた恐ろしい状況が、隣人にも気づかれないまま、扉の向こうで何年にもわたって繰り返されている場合もある。

秘密を保ちながら、法の目をかいくぐって人を傷つけるソシオパスの手口はこれだけではない。読者の手紙から彼らの手段を知ったが、なかでも驚いたのは感染症が見えない凶器として使われているケースだった。A型肝炎やエイズを病んでいる事実を知りながら、意図して危険な性交渉が行われていた例が多くの手紙に書かれていた。不特定多数の相手との性交を繰り返したり、激しい性行為でわざと傷つけ、感染のリスクを高めたりすることさえ行われている。ソシオパスのこうした行為について、おそらく、もっともおぞましく感じられるのは、彼らは確信犯であり、自分のそうした行為にほくそ笑んでさえいる現実である。

とりわけ、「無私の愛」を求めている人ほど冷酷なソシオパスの被害をこうむりやすく、また、自分との関係において、相手の本当の姿を結びつけて考えられない人ほど深手を負ってしまいがちだ。

「三〇歳を契機に、ありのままの自分を受け入れようと決心しました。これまでつきあってきたのはすべて女性でしたが、それは僕にとってやはり不自然な生き方だったのです。マットとは、勇気を出して訪れたゲイが集まるバーで出会い、すぐに意気投合しました。とても優しく、思いやりにあふれた男性で、はじめての経験だと正直に打ち明けると、こちらの事情を理解して、それでもかまわないと言ってくれました。

とてもハンサムで頭の回転が早いところも気に入りました。本当にあらがいがたい魅力をもったタイプでした。その日、彼の家に出向き、これまで長いあいだ我慢を強いられてきた世界にはじめて足を踏み入れたのです。

　翌日、マットとまた会いたいと思い、彼にメールを送りました。翌日もその翌日も送ったのですが、彼からの返事はありません。僕に対する関心は、こちらの誤解だったのかもしれません。結局、あのバーをふたたび訪れ、最近、マットを見ないかと居合わせた客に聞いてみました。マットがこの店から出入り禁止を命じられたと教えてくれたのはバーテンダーです。出入りする大勢の客にＨＩＶをうつしていたからでした。

　自分がＨＩＶに感染している事実を明らかに知っていながら、そうではないと相手に嘘をついていたので、相手は無防備のまま彼との行為に及んでいたと言います。店にいたほかの客にもたずねてみると、彼ほど相手を貪欲にむさぼる者《セクシャル・プレデター》はおらず、自分の健康状態についてもたくさんの人をだましていたと教えてくれました。自分の病気を知りながら、どうすれば、何も知らない人間にこんなまねが何度もできるのでしょうか」

　実際、ソシオパスが具体的な暴力に及ぶ場合、精神的に相手を追い詰めるソシオパスと同じように、どう見ても無意味としか思えない行動をとることが少なくない。普通の人にはその意味がわからず、なぜそんなことをしたがるのか想像さえできず、しかもその理由は信じられない場合がほとんどだ。

なぜ彼らは、自分にとって無害な同僚を狂気に追い込もうとするのか。

なぜ彼らは、見知らぬ人間をさいなみ、命を奪うようなまねができるのか。

なぜ彼らは、自分がエイズだと知りながら、人に感染させようとするのだろうか。

いずれも、わたしたちには理解しようにも理解できない深い謎だ。ソシオパスに見られるほかの挙動と同じように、彼らのこうした攻撃性も相手に勝つという目的を果たすために発揮されている。ここで言う「勝つ」とは他人を操り、支配することを意味する。何度も繰り返すようだが、ソシオパスにとって他者を支配することは、ある種の麻薬であると同時に快楽であり、さらに存在意義《レゾンデートル》がひとつに入り混じったものなのだ。


　良心をもつ人は、ソシオパスほどの純度でこのような動機を抱くことは決してないだろうし、たいていの場合、こんな動機を相手が抱いているとは見抜けず、気づくこともできない。

氷よりも冷酷な者たち

大半のソシオパスは、人の命は奪ったりしないと断言していいだろう。彼らの多くは人を操作して支配するのが目的で、そのために嘘をついたりあざむいたり、あるいは心理戦や係争にもちこんだりして、相手を脅したり、苦しめたりしている。

しかし、ソシオパスが人を殺したとき、わたしたちに大きな衝撃を与えるのは、これまで話してきた彼らの冷酷さのせいであり、当たり前の感情をもっていないというどうしようもない事実のせいなのだ。アメリカの刑務所では、収容者のうちソシオパスはわずか二〇パーセントにすぎないが、しかし、その二〇パーセントのソシオパスはもっともおぞましい行為を犯した者たちなのだ。

二〇〇二年、「ジャーナル・オブ・アブノーマル・サイコロジー」誌は、殺人罪を犯した一二五名の囚人に関する研究調査を発表した[2]。そのなかで、ソシオパスによる殺人は、「本質的には、主に道具的（たとえば、事前に考え抜かれ、特定の目的を動機としており、犯行に先行して激しい情緒的〈感情的〉な反応がうかがえない）、あるいは〝沈着冷静〟に行われている場合が多い」と記している。これに対して、非ソシオパスの犯行は、「理性を失った犯行《クライム・オブ・パッション》」（高水準の衝動性と反応性、情動性に関連する）だと示唆していた。

ソシオパスは感情に駆られて人の命を奪うことはなく、その点では、よく話に聞く絶望や激情に圧倒されて殺人を犯す者とは異なる。ソシオパスは相手の命を奪えという内心の声には耳を傾けない。その点では、数は少ないが、妄想的な精神病が原因で暴力行為を繰り返す悲劇的な個人に似ている。むしろソシオパスが人を殺す場合、自分の都合やあるいは人を殺す興奮と快楽のために犯行に及ぶ。殺人とは、自分以外の人間の生殺与奪権を握り、相手を支配する究極の形であるからだ。

人の姿をした邪悪な怪物が本当にいるなら、血に飢えたソシオパスこそもっともそれに近い存在だ。彼らは殺人の快楽にどっぷりとふける方法を冷酷に計算し、その計画を整然と実行していく。命を奪う相手が見知らぬ他人でも知人でもかまわない。家族や自分の子供でも同じだ。犯行後も発覚を免れるベストの方法を冷静に考えられる。かりに逮捕されたとしても、法廷ではうろたえることなく冷静に座り続けていられる。自分が犯した胃のむかつくような行為が、他人の前で細大漏らさず、何度も繰り返し語られても、動揺したそぶりを示さず、眉ひとつ動かさずに聞いていられる。

皮肉な話だが、この氷のような冷静さのせいで、時によっては有罪の判決がくだされる場合がある。(3)陪審員が何にもとづいて評決を決定しているのか、四五年間に及ぶ資料を調査した結果、有罪判決をくだすうえでもっとも大きな理由となるのは、公判中に見られる被告の態度であることがわかった。被告が非情であったり、犯した行為に無頓着であったり、あるいは法廷を侮辱し、敬意を払わなかったりした場合、死刑の判決がくだされる確率が高まる。陪審員は被告の表情やしぐさにも目を向けているのだ。同様の研究によると、被告の全身にうかがえる、犯した罪に対する非言語的な良心の気配は、陪審員たちにとって、言葉で直接自責の念を語るよりも信用されることがわかっている。

陪審員の意思決定を左右するこの要素は、「スコット・ピーターソン効果」と呼ばれることもある。カリフォルニア州モデストの肥料会社で営業担当として働いていたスコット・ピーターソンは、二〇〇五年、陪審員によって死刑の宣告を受けた。罪状は妻レイシー・ピーターソンと、妊娠八カ月になるレイシーのお腹にいた息子に対する殺人だった。

遺体は約五キロのコンクリート製の重りに結ばれ、サンフランシスコ湾沖合に投棄された。そして、彼女が失踪してから四カ月後、リッチモンドのポイント・イザベルの海浜公園で犬を散歩させていたカップルが、岸に打ち寄せられた胎児の遺体を見つける。さらに翌日、胎児の発見場所の近くでやはり犬を連れて散歩していた人物が女性の遺体を発見する。レイシーの遺体だった。遺体の腿にはダクトテープがまだ貼り付いたままだったが、肋骨が折れた状態で、両手と両足、さらに頭部がなくなっていた。腐敗にともなって母親の腹部と子宮が破れ、胎児の遺体が母胎から流れ出ていたのだ。

ピーターソンはサンディエゴで逮捕された。明らかにメキシコへの逃亡を図っていたようで、車からは現金一万五〇〇〇ドル、兄の身分証明書、サバイバルキット、四台の携帯電話、一二錠のバイアグラが見つかっている。裁判の結果、妻の殺害に関する第一級殺人罪（計画的犯行や故意による特定の重罪）と未生《みしょう》の息子に対する第二級殺人罪（故意による殺人）の二つの罪でピーターソンは有罪とされ、さらにその後の審議を経て死刑を宣告されて、サン・クエンティンにある州立刑務所に収容された。この原稿を執筆している時点で、ピーターソンは死刑囚として、カリフォルニア州最高裁判所に再審理の申し立てを行い、現在、その結果を待っている最中だ。彼は一貫して無罪を主張している。

公判中、被害者に何が起きたのかという審議を通じて、ピーターソンや判事や弁護士、陪審員の前には、レイシーと胎児のまま死んだ息子を写した写真が提出された。いずれも目をおおいたくなる写真だ。だが、ピーターソンは動揺した様子を見せず、冷静さを保ったままで、時には退屈しているようにも見えた。陪審員番号八番のジョン・ギナッソは、ピーターソンとは対照的にのちに次のように語っている。「法廷で検視の写真を見ることは、心がこなごなになるほど恐ろしい瞬間でした。レイシーという美しい女性が無惨な姿になって海をただよい、イーストベイの海岸に打ち上げられたのです。正視することさえ苦しかった。生きている限り、あの写真を思い出して、わたしは苦しむことになるでしょう[4]」

実際、公判後に心的外傷後ストレス障害（ＰＴＳＤ）と診断された陪審員がおり、フラッシュバックや悪夢を訴える者もいた。

一方、ピーターソンのほうは、六カ月に及んだ公判中、氷のような冷静さを保ち、むしろ、完璧な冷酷さが陪審員の関心をひいていた。妻と妻のお腹にいた自分の息子を殺したこの父親は、公判のある時点で自責の念を示すべきではないのか――かりに無実だったにしても夫として、父親としてなんらかの嘆き、少なくとも悲しみの痕跡がうかがえて当然のはずではないのか。

実際、この裁判をきっかけに、法曹界では被告の法廷での態度を有効な状況証拠として勘案すべきかどうかという問題があらためて提起され、論争は長い期間にわたって続いた。専門家のなかには、公判中の被告の様子は起訴事実の有無を裏づけるので、重要な証拠を構成すると説く者もいるが、その一方で、公判中の被告の言動は裁判という特殊な場に置かれた影響を受けているので、除外すべきだという専門家もいる。

この論争についてはいずれの側にも一理ある。しかし、心理学者として指摘しておくなら、実際の裁判において、陪審員も判事も被告の冷酷無比な反応の影響をこれまでずっと受けてきたのだ。それはソロモン王が剣をかざし、赤ん坊を二つに切り裂けと命じた昔から変わらない。赤ん坊の本当の母親は、恐怖に駆られて「やめてくれ」

と声をあげ、ニセの母親は王の裁定を名案だと考えた。

BTK絞殺魔のように、残酷な犯行が明るみに出る以前の段階で、ソシオパスには凶暴な挙動が観察されるのかという点もよく話題にのぼる。読者からの手紙を読んでいると、次のような話を聞かされたとよく書かれている。加害者は問題を起こす以前から「奇異な」挙動、「典型的な」挙動、「危険信号《レッドフラッグ》を示す」行動、「不可解な」行動がうかがえ、「何か事を起こしそうな」様子だったが、「実際の犯行がまだ起きていない」ので対処のしようがなかった。また、過去に加害者が脅迫や暴力行為を犯していた事実が明らかになったが（逮捕されたり、裁判になったりしたケースもある）、現時点では「物的な証拠」にはならないと忠告され、真剣に取り合ってもらうには「実際に事件が起こるまで待たなければならない」と言われたという話も少なくない。

法律や精神衛生の専門家の忠告をきっかけに、ガスライティング効果を生み出す状況が予期せず整えられ、今度はそれにつけ込んで意図的にガスライティングが行われる。冷酷で計算高い加害者によって、すでに被害者は苦しんでいるかもしれない。暴力沙汰に発展する加害者の行動は、きわめて真剣に受け止めなくてはならないだろう。

ソシオパシーを病む大量殺戮者《スクールシューティング》の〝楽しみ〟

近年、高校や大学で無差別殺傷事件が急激に増え、社会を恐怖におとしいれ、事件前にうかがえる兆候が世間の関心を集めるようになった。あまりにも数が多い無差別殺傷事件のひとつに、二〇〇八年の北イリノイ大学銃乱射事件がある。犯人のスティーヴン・カジミエシャクはこの大学の社会学部の卒業生だった。事件当日、講堂のカーテンから現れたカジミエシャクは、海洋学の講義のために集まった満席の学生に向かい、銃身を切り詰めた12ゲージの散弾銃と9ミリの自動拳銃を乱射した。五名が死亡、一七名の学生が負傷した。カジミエシャク——学生寮の仲間からは「キモい《ストレンジ》スティーヴ」と呼ばれていた——は襲撃前、三三名の死者を出した二〇〇七年のバージニア工科大学銃乱射事件や一九九九年のコロンバイン高校銃乱射事件を調べ上げ、ソシオスリラー映画『ソウ』に出てくるサディスティックな殺人鬼「ジグソウ」を崇拝していた。右の前腕部には、血だまりを自転車に乗って進むジグソウのタトゥーが彫られていた。

カジミエシャクを調べたサンフランシスコ大学のデイビッド・バン教授は、(5)襲撃事件は周到な計画にもとづいて行われていたことに気づき、また、彼の生育歴を調べると、緻密に計算された暴力行為を起こすことを示す危険信号《レッドフラッグ》を随所で見つけた。中学二年生のときには排水溝の洗浄剤で爆弾を製造し、それを見知らぬ家に置いて爆発させようとした。「おもしろそう」というのがそんな行為に及んだ理由だった。家でも手がつけられなかったので、シカゴにあるスレッシュホールドという精神療養所に送られていた。この施設は心理社会的療法を専門に行っている。しかし、服薬を守らずにいつもごまかすばかりなので治療プログラムを続けられず、施設から追い出されている。その後、陸軍に入隊したものの五カ月で除隊、志願書の「精神疾患の有無」で虚偽の報告をしていたからだった。

除隊後に入学したのが北イリノイ大学だった。当時、カジミエシャクは、アドルフ・ヒトラーやテッド・バンディなど、悪名高き殺戮者に偏執的な関心を示していたと彼を知る寮生は記憶していた。彼について書いた本のなかで、バンは、襲撃の日が近づくにつれ、知人に送ったカジミエシャクのメールは、大量殺人と世界征服に関する内容が増えていったと記している。

事件翌年の二〇〇九年、カジミエシャクに関するニュース番組がCNNで放送された。バンは番組のインタビューに答えて、「自己破壊と反社会的行為が最後には掛け値なしの恐怖となり、その度合いの激しさに目をみはる。すべての記録を確かめた時点で、きっとこんなふうに考えざるをえなくなる。なぜ、大量殺人犯は、そうまでして人の目をひこうとするのだろうか(6)」と語っていた。

冷血な暴力と殺人は、他者を支配する完璧な手段で、同時にサイコパス特有の社会を操作する究極の手段でもある。彼らはそうやってわたしたちの不意を突いてくる。大量殺人が起きたあと、わたしたちが示してしまいがちな最悪の反応とは、事件を大々的に報道し、しかもあらゆるメディアを使って殺人者の名前を連呼し、記者が探し出してきた犯人の情報をことごとく報道するといういつもながらのパターンだ。

ソシオパシーを病む大量殺戮者にとって、恐怖と下世話な興味に根ざした世間の関心ほどおいしいものはない。彼らはそれを味わいながら、自分の力の前にひれ伏すありきたりな人間の姿をまるで映画を観るように楽しんでいる。彼らにすれば、大量殺戮は死刑になってもかまわないほど魅力的な最後の晩餐なのだ。それは、社会にひそむ名もなきソシオパスもうらやむ勝利で、たぶん彼らがやがて模倣する勝利でもある。

法廷や職場で戦う人たちのように、自分の欲望と快楽のため、ソシオパスが途方もない恐怖心をわたしたちから引き出す行為をあおるような反応は、社会全体で慎まなければならない。メディアに携わる者や社会は、ソシオパスの暴力をめぐる報道に関して基準を設けなくてはならないだろう。大量殺戮というおぞましい方法でわたしたちを〝屈服〟させようとするサイコパスではなく、問題の本質と被害者に対して社会の注意を向けるように彼らの凶行を報じなくてはならない。

一案として、メディアは犯人の名前を読み上げる頻度を控え、犯人の詳細な情報も、事件に関連してどうしても必要な場合のみ伝えるという提案が、メディアに対してすでに示されている。また、「黒い未亡人」「切り裂きジャック」「BTK絞殺魔」など、事件を通称や略称で呼ぶことは認知度をなおさら高めるので、こうした呼び方は避けるようにしたい。その一方で被害者に関する情報は、氏名や写真を含めて、敬意をもって取り扱わなければならない。

しかし、現在では、被害者のもとにわざわざ出向くことなく、ネットを使って遠くから相手の命を奪うことができるようになった。

ネットにはびこる心なきサイバーリンチ

直接かかわり合うことなく、人を苦しめ、命を奪える時代になった。ネットを利用したサイバーリンチは人殺しとは考えられていないが、ねらわれた相手はたしかに自殺に追い詰められている。その手を血で濡らさないままなんでも好きなようにふるまえるのが、サイバー時代の良心をもたない行為だ。時には正体を隠したまま、遠くから人の人生を破滅に追い込むという、これまで通りの満足と快楽をソシオパスに授けている。

テクノロジーが急速に進化しても、人間の感情やモラルはその進歩になかなかついていけず、法律の整備も遅れている。たしかに劇的な変化は、人間の創造性とコミュニケーションに無限の恩恵をもたらしたものの、その一方で規制とは無縁の、ソシオパスが好き勝手にふるまえる空間を生み出してしまった。この空間で加害者が使うのは、銃でもなければナイフでもない。相手の魂をこなごなにする辛辣な言葉と画像だ。

ネット空間でソシオパスの冷酷な心がはっきりと現れているのが青少年のあいだに見られるネットいじめで、デジタル空間のおかげで他者をいたぶる行為は信じられないほど容易になった。被害者をどうだまし、どうつけ込めばいいのか、その方法を考えるだけですんでしまう。次に紹介するのは、そうしたネットいじめの痛ましい一例だ。

「あなたの本を読んで心を揺さぶられたのは、わたしの息子もまた上級生のソシオパスの犠牲になったからです。息子へのいじめは、いまの家に引っ越してきて間もなく始まりました。二歳上の隣家の少年が、一二歳のわたしの息子に対してツイッターで容赦のないいじめを毎日繰り返すようになったのです。『自分の尻をなめているのもいい加減にしろよ。鼻持ちならない豚野郎』『お前がこの世で生きていく意味はない』。相手はこんなメッセージばかり送ってきました。画像の加工がお手のものらしく、息子の写真を使い、本物かと思えるほどのリアルさで、見るに耐えない画像を送ってきました。こうしたツイートを保存して、なんとかならないかと警察にも相談したのですが、結局、対処してもらうことはできませんでした。

近所の別の親に隣の息子について聞いてみたところ、どの家の子供もわたしの息子と同じようにいじめられていたのを知りました。札つきのワルとして昔から有名だったそうです。相手の親とも話し合いましたが、自分の子供が起こしている問題については気づいていました。これまで、あらゆる手をつくしてきたそうです。セラピストの治療を受け、学校の保護者会でも検討してもらったと言います。しかし、そのたびに本人の態度が一変し、素直でいい子のふりをするので、騒ぎ立てている周囲の過剰反応とか、あるいは被害者の親の過保護だと見なされてきたそうです。

相手が高校に入学したとき、これで学校が別々になるので、わたしたち一家はようやく安心できました。しかし、相手のいじめは変わらずに続きました。ネットにありもしない息子の噂を広げて、やめようとはしません。もちろん、相手の親にも申し入れましたが、彼らもどうしていいのかわかりません。誰もやめさせられず、どうやってもとめられそうにありませんでした。

息子はすっかり脅え、極度の疑心暗鬼にとらわれていました。自室に引きこもり、部屋から一歩も出ようとしなくなりました。家族の誰かが部屋に入るたびに、息をあえがせながら、自分を守ろうと身構えていました。結局、わたしたち夫婦は息子を転校させるため、別の学校を探し始めました。しかし、その決断は遅かったようでした。一四歳の誕生日というその日、息子は自分の命を絶ってしまったのです」

自殺が青少年の主な死因のひとつであるのは、世界のいずれの国でも共通して見られる現象だ。オランダで実施された大規模なメタ分析（過去に実施された複数の研究による発見を比較して分析すること）を通じて、ネットいじめの被害者二八万三七五人中、七万一〇二人が自殺念慮《ねんりょ》（自殺して死にたいという思い）を抱えていた事実が明らかにされた(7)。

このときの研究で、いじめと自殺念慮の関係は、従来型のいじめに比べ、ネットいじめのほうが顕著だということがわかっている。その理由は、「インターネットを介して、誹謗・中傷を目にする人間がこれまで以上に広がり、しかも半永久的に残ってしまうことで、被害者は自分への中傷を何度も追体験する」と考えられている。

ネットいじめ対策の立法化の見通しは残念ながら明るいものではない。職場のパワハラに比べ、施策上きわめて複雑な手続きが必要だからだ。二〇〇八年、カリフォルニア州選出の民主党下院議員リンダ・サンチェスが「メーガン・マイヤー・ネットいじめ防止法案」を下院議会に提出した。この法案は、ミズーリ州に住む一三歳のメーガン・マイヤーがソーシャルネットワーク・サービスのマイスペースでいじめを繰り返され、二〇〇六年に首をつって自殺した事件に端を発している。法案では、「事実上の精神的苦痛」を引き起こすことを企図して電子通信を送る行為は、連邦法に違反することを明らかにしていた。しかし、この法案が議会を通過することはなかった。

ネットいじめについて、アメリカの議員はこれまで以上に真剣に取り組む必要がある。

パリー・アフタブはインターネット犯罪が専門の弁護士で、ネットいじめの防止や教育活動を行っている「ワイアード・セイフティ」の創設者でもある。日常的ないじめに遭遇している子供にその対処法を教えなければならないとする提言に対して、彼女は、「困難な状況に対する耐性は、これ以上子供に教えたくありません。わたしの願いは、いじめられている子供の友だちが立ち上がり、『ぼくは君の味方だ』とはっきりと声をあげることなのです。学校の人気者、勉強ができる子供、体の大きな子供が率先して、『いじめをやめろ』と言ってほしいのです」(8)と言っている。

ネットいじめから自分を守るためのガイド

- いじめや虐待をされて当然の者はこの世に一人もいない。言い換えるなら、いじめとはいじめられている側の問題ではないのだ。この状況はいじめる側が引き起こした混乱の結果で、いじめられる側の人間性や彼や彼女がしたこととは無関係だ。相手はたまたまネットで出会ったどこにでもいるありきたりな虐待者で、ソシオパスであるかもしれない。
- 自分一人の問題として抱え込まない。親友や家族、あるいはセラピストなど、ネットいじめを受けていることを第三者に相談する。

・ソーシャルメディアのアカウントの個人設定を変える。友人だけと交流するようにする。
・ネットいじめを繰り返す相手とはいっさいのつながりを絶つ。相手の電話番号、プロフィール、メールアドレスをブロックする。
・ネットいじめの証拠を残しておく。プリントスクリーン（スクリーンショット）などの機能を使い、パソコンやスマートフォンにいじめの実態を示す証拠を保存する。相手から送られてきたメールも、いじめが始まった時点のものから、直近のものまでコピーして保存する。これらを証拠として警察に見せることで、警察をこの一件に関与させる。
・証拠を集める一方で、可能であれば相手のいじめを無視するように努める。張り合ってはいけない。いじめる側の視点に立つと、いじめられる側ができるもっとも相手をいらつかせる方法は冷静さを保つことなのだ。相手がいじめをやめるのは、あなたとあなたの冷静な対応に飽きたときなのだ。冷静なふりだけでもいい。とくに守ってほしいのは、相手のいじめに対して応戦してはいけない点だ。そんなことをすれば、相手を大喜びさせるだけで、いじめはさらに激しくなっていく。本心をできるだけ相手に見せてはならない。
・それにもかかわらず、どのような形であれ、危害が身体に及びそうな脅しを受けたと感じたら、証拠を集め、ためらわずに警察に向かう。このような場合、警察は最善の対策の講じ方に通じている（州によって法律は多少異なる）。

・ネットいじめが続くと気持ちが激しく落ち込み、実際に死にたいと考える人も出てくる。死にたいとか、自分を傷つけたいと少しでも思ったら、家族や友人にただちに話して相談に乗ってもらう。彼らは誰よりもあなたのことを大切に考えてくれる。このようないじめに〝屈服〟してはならない。

ここまでの各章で、五つの状況におけるソシオパス――素行障害の子供、職場のソシオパス、専門職に従事するソシオパスへの対応、元配偶者との親権争い、殺人や暴行を実行するソシオパス――について説明してきたのは、読者から届いたたくさんの手紙やメールの内容が、とりわけこうした状況について触れたものだったからである。

次の第6章では、こうした状況でソシオパスからどのように自分を守っていけばいいのか、その際の一〇項目の指針を紹介する。

第6章 ソシオパスの影響圏を脱出する——自分を守る10のガイドライン

「人間という種はまだ誕生したばかりの時代にいます。ですから、わたしたちがさまざまな問題と格闘するのも当然と言えば当然でしょう。しかし、人類には何万何千万年という未来が広がっています。わたしたちに課せられた責任とは、わたしたちにできることを行い、学べるものを学び、その解答をさらによりよきものにして、次の人間に引き継いでいくことなのです」

——リチャード・ファインマン「科学の価値」（講演）

生き物たちの共感能力

一九五九年、ラッセル・チャーチというブラウン大学の心理学教授が「ラットが仲間の苦痛に対して示した情緒的反応(1)」といういささか科学論文らしからぬ表題の研究を発表した。レバーを押すとエサをもらえるように条件づけされたラットがいる。このラットを、レバーを押すたびに隣り合ったケージにいるラットに電気ショックが発生する装置に入れたところ、レバーを押さなくなった事実が認められたのだ。

ある研究者の目には、ラットのこの反応は倫理学でいう「共感《エンパシー》」（他者の感情を理解したり、感じたりすること）を示しているように映った。それまで「共感」は人間にしか認められない能力だと思われていた。別の仮説を立てた心理学者もいた。このラットはほかのラットが電気ショックに脅える姿を見て、レバーを押している最中に恐怖を覚えただけで、その結果として、「動きをとめた《フリーズ》」のではないのか。

しかし、二〇〇六年に発表されたカナダのマギル大学の研究によって、マウスは同じケージの仲間が苦しむ姿には〝共感〟している様子を示したが、見知らぬマウスが苦しんでいても行動には変化がなかったことが明らかにされた。[2] マウスに見られたこの際立ったちがいは、単なる恐怖に対する反応というより、わたしたち人間が、無意識のうちに家族や友人には大きな関心を向けても、見知らぬ他人には反応が希薄になる姿にどことなく似ているようにも思える。

ラットもマウスも仲間に共感を抱いているのか、それともいないのか。

動物行動学者のフランス・ドゥ・ヴァールは「どちらとも言えない」と語っている。[3] 齧歯類や進化のレベルが劣る動物は、共感反応を十分に表せないが、共感を覚える原始的な基盤が脳には備わっている。自分の神経学的反応と身体的反応にもとづいて、複雑に進化した動物に比べれば単純だが、相手が感じている心の状態を反射的に再現できるのだ。動揺している別の動物の姿を見ると、自律神経が反応して、目にしている相手と酷似した様子（呼吸、心拍、態度、運動などの変化）を示すようになる。他者の感情を共有するこの素朴な仕組みは、近年、証拠が集まりつつある細胞レベルでの認知と行動のつながり——「ミラーニューロン」と関連している。ミラーニューロンとは、ある動物が行為を実行するときだけでなく、他の動物が同様の行為をするのを見ているときにも活動する神経細胞のことである。

共感は三層の概念から成り立っているとドゥ・ヴァールは提唱している。一層目はもっとも多く見られる共感で、前述したラットやマウスのように、相手の感情の状態が生理的な反応として反射的に現れる。ドゥ・ヴァールが「情動感染」と呼ぶ、共感の基層をなす部分だ。この一層目によって、人間（時には自己愛が異常に強い人《ナルシシスト》）や人間以外の生き物が他者の心の状態をとらえることができる。人間で言うなら、たぶん、もっともわかりやすい例は、一人の赤ん坊が泣き出すと、近くにいるほかの赤ん坊も泣き始める場合だ。ラットやマウスを含め、社会性をもつ哺乳類のほぼすべてが、意識にのぼってこないこの種の情動効果の影響を受けていると思われる。観察する側にとって、その対象が同類や仲間であればあるほど、情動感染はますます起こりやすくなる。

共感する能力の二層目は、「認知的共感」だとドゥ・ヴァールは言う。認知的共感によって、相手の心理的状態とそうした状態にある理由が推しはかられる。また、相手が具体的に何を必要としているのか、それを考慮して相手に応じることができるのも、この認知的共感のおかげだ。高度な認知能力であり、この能力をもっているのは人間やチンパンジーなどの類人猿だけだといわれる。ただ、ある種の大型の鳥もこの能力をもっている可能性があるのだ。

動物心理学者のアイリーン・ペパーバーグが研究していたヨウム（アフリカ西海岸に生息する灰色の大型インコ）のアレックスは、知性をもつ鳥として知られていた。生前、アレックスは鳥にもこの共感能力があるとうかがわせる反応を数多く示していた。感動的な例をひとつあげるなら、治療のために最愛の鳥を獣医にあずけて帰ろうとする悲しそうなペパーバーグに向かい、アレックスは、「ココニキテ。アイシテイル。ゴメンナサイ」と話していたと記録されている。

この状況からはっきりうかがえるのは、認知的共感にもとづいてアレックスはペパーバーグがなぜ悲しそうにふるまうのかを考え、彼女が立ち去ろうとするのは自分が相手をびっくりさせたからだと思った点だ。アレックスはこうした推測にもとづいて、ペパーバーグが自分のところに戻ってくるように、「ゴメンナサイ」と声に出した（もっとも、人間が謝るときと同じように、アレックスもまた自分がなぜ謝ろうと思ったのか、その心の働きについては完全にわかっていたわけではない）。認知的共感によって人間は、他者がある感情を抱いている事実を悟るが、しかし、それがどのような感情なのか具体的にわかるわけではない。アレックスがそうだったように、その点については相手に寄りそってきちんと考えなくてはならない。

三番目の、そしてもっとも高度な共感が「心的状態の帰属」で、相手の視点に立ち、他者の感情に完全な形で寄りそえる。「心的状態の帰属」によって相手の視点を得て、心理療法士が言う「的確な情動的共感」を人に向けられる。他者の喜怒哀楽が正確に理解できる場合も珍しくはない。そして、この「心的状態の帰属」の段階においては、人間の共感力は千差万別で、人それぞれなのである。この共感力にとくに恵まれた人は、ケースによってはテレパシーの持ち主と思えるほど他者の感情に寄りそえられるのだ。

しかし、それはテレパシーなどではなく、きわめて高次の共感力によって、ほかの人にはまねのできないレベルで心に寄りそい、相手の心を〝読む〟のではなく、**自分の心のように相手の心を理解している**からだ。他者の視点を得ることで、共感を寄せる側は相手がどのような感情を抱いているのかがわかるばかりか、その感情がどのようなもので、なぜそんな感情を抱くようになったのかさえきちんと理解している。共感は千里眼ではないが、相手の視点に立つことによって世界を正確に見ることができる。

良心と同じように、共感もまた他者と感情的につながることができる能力にもとづいている。他者に対して愛着を抱けない人間は、良心だけではなく、共感能力ももちあわせていない。ソシオパスは、共感についても完全に欠落した人間なのだ。この機能不全は共感の基層レベル、先述した「情動感染」のレベルで起きている。彼らは脳だけでなく、身体レベルでも共感という他者への激しい情動をまったく感じられない。共感は彼らと同じ種である人間ばかりか、類人猿やインコ、さらにはラットやマウスにも見られる反応にもかかわらずだ。

二〇〇八年、アメリカの国立精神衛生研究所（ＮＩＭＨ）の研究者は、ソシオパスに関する二〇例のメタ分析を行った[4]。先行する研究論文は、人間の表情に現れる感情を認知する能力がソシオパスには欠落していることを調べたもので、メタ分析の結果、彼らの反社会的行動と人間の脅えた表情を認知できない神経学的な欠落――感情の中枢である扁桃体の機能不全――のあいだには、有意の関連性が認められることが確認された。

ソシオパシーという心の監獄

「感謝」という反応も、人とのあいだに絆を結べる能力に負っている。一九〇八年、フィンランドの哲学者で社会学者のエドワード・ウェスターマークは、「感謝」とは人間が道徳性を築くうえで必要な材料、「他者に対する応報的で、好意的な感情」のひとつだと指摘した[5]。感謝は変わることのない、喜びにあふれた感情だ。自分が誰に対して感謝の思いを捧げているのか考えてほしい。あなたの子供だろうか。あるいは両親、それとも友人や恩師だろうか。もしかしたら、いまある自分に影響を与えた見知らぬ他人かもしれず、その後の自分の人生を変えることになった誰かかもしれない。相手の顔や記憶を思い浮かべてほしい。どんな気持ちになるだろうか。

人を敬えず、感謝する気持ちをもちあわせていない姿が想像できれば、良心がない人とは、恩知らずという、喜びとは無縁の監獄に一生閉じ込められた囚人なのだと納得できる。他者に愛着心をもてないという同じ理由から、ソシオパスは公平性と正義にも関心を向けられない事実は知っておきたい。相手がどう感じようが意味はないと考えているので、彼らは人を不公平に扱ってもまったくやましさを感じない。公平性や正義、感謝や共感や良心を重んじる思い――こうした情動反応は人間の脳と精神の進化において、もっとも進んだ段階に位置するようにも思える。

この進化とは際立ったちがいを示すのが、脳と精神がむしろ退化した、心に空いた邪悪な穴だ。この穴は本来、他者との結びつきをつかさどる能力が宿るはずの場所だったが、その能力がないため、さらに別の心の基盤をなくしてしまった。この邪悪のせいで、彼らは人生を単なるゲームだと見なし、あらゆる機会を利用してそのゲームに勝つことに躍起になっている。それは、良心や他者への感謝、正義や愛情といったものに意味を見出そうとする人間の要求をあざ笑うことを意味している。
ソシオパシーという病理を克服し、人との結びつきと愛情を深めていくことは、人間に課された大きな使命で、邪悪と善、愛と虚無とのあいだで繰り広げられてきた古代から続く戦いを科学的に解釈しなおすことでもある。人生でどのような相手——職場の同僚、あるいは自分の配偶者や子供——と戦おうとも、そのために必要な強固な守りを築く知識をわたしは授けたいと考えている。

次に紹介するガイドラインをソシオパスの影響圏から脱出する方法として用いるとき、自分もまたこの使命に携わっている一人だと考えてほしい。単なる理念ではなく、その考えをほかの人たちにも積極的に伝えながら、自分の人間性と幸福を高める手段と見なしてほしい。そして、自分と同じようにして生きている人たちの存在に思いをめぐらせてほしい。ともに同じ道を歩んでいる無数の人がいるとは断言してもいいだろう。

ソシオパスに対処するベストの方法は、彼らと絶対にかかわらず、いかなる接触もやりとりも拒むことにつきるだろう。唯一完璧な防御もまた、自分の人生から彼らをシャットアウトするしかない。彼らは社会的な関係をまったく無視して生きており、暴力的であるなしにかかわらず、常に破滅的であるからだ。しかし、困ったことに、相手がソシオパスと気づいたときには、すでに逃れられない関係ができている。夫や妻、兄弟や親権を争う元配偶者がソシオパスの場合も珍しくない。あるいは、辞めるに辞められない会社の経営者や同僚がソシオパスの例もあり、逃げ出すことさえできない残酷な状況に時として向き合わなければならない。

次の一〇項目のガイドラインは、生きていくうえでソシオパスを避けることがどうしてもできない状況に即して書かれている。これまでの四つの章でも具体的な対応策について触れてきた。一〇の項目はそれらの根拠となっている戦略上の原則だ。ガイドラインの①から⑨は暴力を振るわず、今後もそうした恐れのないソシオパスを主な対象にしている。⑩はすでに凶暴なふるまいに及んでいる者、またその傾向がすでに認められる者に関するきわめて重要な対処法を説明している。

相手にうかがえる兆候を絶対に軽んじてはならない。相手に暴力の気配がうかがえるなら、⑩から読んでいったほうがいい。**最優先すべきは身体的な安全の確保**なのである。

◉ソシオパスと戦うための10のガイドライン

ガイドライン①——相手の正体を正しく理解する

ソシオパスには良心がない。罪悪感や羞恥心、自責の念もないので、ためらわずになんでもやってのけられる。他者の感情に寄りそえず、相手の苦痛も感じられない。さらに感謝や助け合いの思い、公平性や正義を重んじる気持ちもない。全体的に見て、何を考えているのか見当すらつけようがないのだ。自分の感情から相手の正体を推しはかることはできず、脅しや操作されている状況に直面してようやくソシオパスだと気づく。

したがって彼らには**感情ではなく、知的な洞察力にもとづいて**アプローチしなくてはならない。彼らは一見すると人並み以上に魅力的で、人をおだてるのもうまい。場合によっては、「あなたに似た人」を装って親しげに接触してくるので、一定の距離を保つことはさらに重要になる。

暴力的であろうとなかろうと、精神的に常に危険な存在だということを忘れてはならない。勝つために常に嘘をつき続けている。ねらわれた場合、〝勝つ〟とはなんらかの方法で被害者を支配することを意味し、不意を突いて揺さぶりをかけてくるが、いくら問いただしても「そんなつもりはない」と自分のたくらみは決して認めない。それどころか、まちがっているのは被害者の判断や考え方ではないかと誘導され、自分は正気なのかと疑ってしまう場合さえある。そのためにも、彼らの精神病質に関する客観的な知識は、場合に応じて確認しておいたほうがいい。

ガイドライン②――自分は正しき側に立ち、最後まで戦い抜く決意を固める

善良で思いやりのある人たちは、心の機能不全を病む者との戦いを強いられてきた。その機能不全は、生物学や心理学上の問題ばかりか、魂そのものにも及び、本来なら他者への愛着が収まるべきはずの場所にはうつろな穴が空いている。

ソシオパスとの戦いは想像する以上に古い歴史があり、人間にとして重大な意味をもつ戦いだ。相手に立ち向かうときは、これは自分に課された使命だと考えることもできるだろう。長く続く戦いに心が折れ、負けを受け入れて安らごうという、そんな誘惑に屈してはならない。自分以外のごく当たり前の人たちも、どこかで彼らと戦っていると考えれば、最後まで戦い抜こうという決意を支えてもらうことができる。

ガイドライン③――戦いの前提を変えて同じルールで戦わない

負けている試合の流れを変え、少なくとも引き分けに持ち込める方法がある。相手に気づかれずにゲームのルールを変えてしまうのだ。たとえばチェッカー〔西洋碁〕では普通、相手の駒を全滅させ、チェスボードをきれいにしたほうが勝ちとされている。もしも、一方のプレイヤーがこっそりゲームの前提を変えていたとしよう。相手の駒を残らず取ったら勝ちではなく、取られた駒と同じ数の駒を取ったら勝ちと、対戦相手に告げないまま、目標を勝手に変えていたらどうだろう。このルールなら自分

の駒が一掃される前にゲームに勝てる。相手がどれだけ優勢で、得意とするゲームでもかまわない。取られた分の数だけ、相手の駒を取るだけでいい。

たとえば親権をめぐってソシオパスと争っている場合、相手のねらいは子供を使って被害者を支配することにある。このような場合、ソシオパスに「勝って」、相手の親権を阻止するのではなく、**子供の安全を最優先に考える**のだ。子供の安全を守るとは、子供の監護権を獲得することである。しかし、「目標を変える」という考えにしたがえば、この場合、係争に全エネルギーを集中させるのをあえて控える（法廷だからといって公平な争いの場が提供されているわけではないからだ）。

視点を変えることで、別の救済策に気力を向けられるようになる。ささやかな対策とはいえ、相手に干渉されず、すべて自分でコントロールできるのだ。子供が大きければ、問題についていっしょに話し合うこともできるだろう。子供たちだけで、どうやって問題に向かっていけばいいのかを教えてもいい。被害者がこうやって対応を変えることで、「いっしょに遊んでいても楽しくない」人間になれる。相手の威嚇にいちいち反応しなければ、法廷で時間や費用を無駄に費やすこともなくなり、被害者を支配するサイコパスの楽しみも削《そ》がれていく。

ソシオパスが会社の上司や経営者、同僚の場合でもこうした対応に変わりはない。交渉で優位に立とうとしたり、報復手段に訴えたりして同じ土俵で〝勝とう〟とはせずに、相手が与える日々の影響を最小限に抑えるように努めるのだ。多くの場合、この「前提を変える」という方針は、ソシオパスの被害者だけでなく、被害者を気づかう者が被害者の精神を健全に保つうえでも効果がある。被害者は相手を支配する駆け引きなどに興味はないが、ソシオパスは人を支配して勝つことがなによりも大切という考えにとらわれ、その考えから逃れられない。目的や前提を柔軟に変えられることは、被害者にはこのうえない強みとなるだろう。

ガイドライン④——目的の達成に集中する

③の方針にもとづいて決めた目的の達成に取り組む。優先される目的（「子供たちを守る」「自分を守る」「職場でソシオパスから受けるストレスを軽減する」「日常生活に安らぎを取り戻す」）をリストアップしておく。目標を書き出しておくのは、折に触れて確認し、そのたびに何をすればいいのかをあらためて確認するためだ。達成に取り組むのは、被害者や被害者に関係する者を守るためであり、単にソシオパスをしりぞける以上の意味をもたらす。

ガイドライン⑤——望みのものを与えてはならない

ソシオパスに対して毎回、怒ったり、混乱したり、傷ついたりした姿を不用意に見せたり、相手の支配欲を満たしたりするような反応を示してはいけない。相手を前にしたときには、努めて無関心な様子を見せる。ポーカーフェイスや落ち着き払った応対はその場に応じてできるものではないので、日ごろから練習しておいたほうがいいだろう。

こうした対応がきわめて有利なのは、通常の人に比べて、ソシオパスの脳は感情のシグナルの自発的な処理能力がはるかに劣っているので、それが意図的なものかどうか、見極めの判断が難しいからである。彼らが相手に求めているのは、まぎれもない、はっきりとわかる相手の反応だ。そうした反応は決して示してはならない。

ガイドライン⑥——自分一人だけではない

気心の知れた者同士が集まって、あれこれ話し合うとき、共通の知人である問題のソシオパスが話題にあがり、相手の奇妙な行動に話が及び、ねらわれていたのは自分一人ではなかったと知って驚くときがある。そうした話のときも、「たくみにつけ込んでくる」とか「口がうますぎる」「嘘つき」などの平易な言葉で話したほうがいいだろう。診断名で話すより、相手の言動を具体的に説明したほうがいい。また、大切なのはそうした言葉ではなく、味方の存在なのだ。数は多ければ多いほどいい。味方が増えていけば、それに応じて状況も好転していく。

ガイドライン⑦——戦いは一生続くものではないが、辛抱強く向き合う

ソシオパスにつけねらわれていると知ればパニックにおちいるだろうし、相手の嘘を世間に訴え、狡猾なたくらみにさっさとケリをつけようと考えてしまいがちだ。もっともな反応とはいえ、そんなふうに彼らとかかわると、ますます疑念にとらわれ、流砂のような強迫観念にのみ込まれていく。そんな状態から早く抜け出さなければならない。ソシオパスとの戦いは一生続くものではないが、長期戦になることも珍しくもないだけに、自分のペースをきちんと守らなくてはならない。生活はこれまで通りに送り、相手の駆け引きに生活のすべてを奪われてはならない。

ソシオパスのせいで仕事を失った、友人をなくした、離婚したという手紙をもらうことがあるが、そうした事態を招いた直接の原因は、ソシオパスという加害者の存在より、彼らとの戦いで自分を完全に見失い、ほかの人間の存在が目に入らなくなった被害者自身のせいでもある。そんな事態におちいらないように気をつけ、相手の不可解な言動にわれを忘れず、それ以外のことにも関心を向けるように心がけ、友人や家族を遠ざけてはならない。周囲との関係がギクシャクすれば、ソシオパスにはますます勝てなくなる。ソシオパスとの戦いでは辛抱強さが求められるのだ。

ガイドライン⑧――パニックにおちいってはならない

見苦しい応酬が続く親権争いのような状況でも、どのようなダメージが今日明日、あるいは翌月翌年に起こるのか、あるいは起こらないのか、その点については割り切って考えられるようになりたい。決着がつく以前の段階で、必要な事後処理《ダメージコントロール》については可能なものがいくつかあるかもしれない。ただし、そのために被害者には現実的な判断ができ、冷静な精神状態のままでいることが求められる。最悪のシナリオにとらわれると、不安と恐れのせいで身動きがとれなくなってしまう。

ガイドライン⑧には重要な続きがある。それは、**この問題に関してほかの人たちも自分のためにただちにかけつけ、被害者と同じ気持ちで取り組んでくれると期待してはいけない**という点だ。被害者と同様の切迫感あるいは怒りを感じてくれる人はほとんどいないだろう。それにもかかわらず、必死に訴えてしまえば、むしろ味方を失うことにもなりかねない。パニックにおちいらず、冷静に訴えたほうが周囲の人たちから手を差し伸べてもらえる。

ガイドライン⑨――体調管理を忘れない

ソシオパスに限らず、捕食者にねらわれたそのとき、動物と同じように人間も生き残るために「闘争・逃走反応」(「戦うか逃げるか反応」)という反応を示す。この適応反応は生まれつき備わっているもので、捕食者に直面した動物は危機的状況に直面して、逃げるか、あるいは戦うために動きをとめる。いずれの場合も全身の機能を総動員して捕食者に警戒する。

しかし、捕食行為が長時間に及んだ場合（ソシオパスにもよく見られる）、この反応は長引き、慢性的なストレスにさらされる。その結果、心拍数と血圧が上昇、細胞に蓄積されていた脂肪とグリコーゲンが（戦うにせよ逃げるにせよ必要なエネルギーを補給するため）血中に放出される。また、全身の筋肉が緊張し、消化機能は低下して胃の酸性度が高まる。ゆっくりとリラックスした横隔膜呼吸は、浅くて早い胸呼吸に変わっていく。視床下部で始まる一連のホルモン反応の結果、副腎皮質が刺激されてコルチゾールのようなストレスホルモンが不健康なほど急激に分泌される。

体は短時間であればこうした変化に適応しようとするが、しかし、長期間にわたってストレスを受け続けると好ましくない影響が出始め、ついには体が消耗して免疫機能も低下して、いろいろな病状が現れてくる。つまり、長い目で見ると、ソシオパスにねらわれてしまうと身体面でも深刻な影響が現れてくるのだ。

このような下方スパイラル（慢性ストレス症候群とも呼ばれる）に対処する最善策は、悪循環におちいる前にその流れを食い止めることにつきる。ストレスマネジメントを対策の中心に置くことを考えてもいいだろう。その場合、早ければ早いほど望ましい。

深層筋のリラックス法をマスターしたり、あるいは瞑想法やヨガを始めたりしてもいい。エクササイズやスポーツでもかまわない。自分の生活に大打撃を与えようとしている人間に、精神生活ばかりか、健康まで台なしにされてはならない。

ソシオパスの被害に特化したセラピストを紹介してほしいとよく尋ねられるが、現在、この分野に特化した専門家はいないので、虐待や心的外傷後ストレス障害（PTSD）の施術を提供しているセラピストを探してみるといい。ソシオパスとの交渉やその後に負った心の傷について、トラウマ療法に秀でたセラピストなら適切なサポートと回復への道を示してくれる。ソシオパスとの確執は心に深刻な傷を残すので、その意味でもセラピストは探しておいたほうが無難だ。彼らの深い理解のおかげで期待する以上の効果が得られるかもしれない。

ガイドライン⑩――ソシオパスの暴力から身を守る

通常、暴力的なソシオパスは、その欲求を家庭というプライベートな空間で家族をさいなむことで満たそうとする。発見されるリスクが避けられているからだ。家庭以外の状況では、人目にもつくし、疑われるかもしれない。また、警察による逮捕や刑務所への収容といった外的統制によって、彼らの内的統制（良心や罪悪感）の欠如を補うこともできる。とはいえ、例外は常にある。それだけに、ある人物が実際に暴力を振るう傾向が少しでもうかがえたら、そうした予感は真剣に受け止めなくてはならないだろう。

虫の知らせを胸にしまっておいてはいけない。不安は自分に関してのものなのか、それともほかの誰かの問題なのか。あるいは家庭内の問題なのか、ほかの人たちを巻き込んだ大きな問題なのかはともかく、信頼できる友人や家族にもこうした不安や知っている話についてはきちんと伝えておきたい。暴力予測の専門家ギャヴィン・ディー・ベッカーは『暴力を知らせる直感の力――悲劇を回避する15の知恵』で、とくに女性に対する暴力に関して次のように書いている。「明日の朝食までにさらに一二名の女性が殺害されているだろう。（略）殺害に先立って繰り返されてきた暴力は、数名の限られた者しか知らない秘密だった」[6]

明らかにわかる脅しを受けているなら、ただちに警察に通報しなくてはならない。電話や手紙（手紙では優先的に扱ってもらえないので、この場合はふさわしくない）で連絡するのではなく、地元の警察に直接出向き、対面のうえ、状況について具体的に伝えたほうがいい。証拠となるようなものは必要ない。おそらく警察は自宅を監視してくれるはずだ。現状について、警察は少なくともなんらかの警告と知識の提供を受けたことになるので、万が一のときにはすぐに電話をかけることができる。

自宅のセキュリティーも確認しておく。ドアと窓が簡単に破られないか、鍵もちゃんとかかるかどうかを確かめて、終日施錠しておく。そして、もっとも重要なのは、自宅の玄関の前に立っていても、ソシオパスには**決してドアを開けてはならない**点だ。心に染みついた「失礼な対応はしてはいけない」というしつけは簡単に抑えはきかず、相手がソシオパスでもつい習慣にしたがってしまう。しかし、ここは徹底して無礼に応じるべき場面なのだ。「立ち去るよう」に伝え、相手に一度だけ機会を与える。一回きりの忠告を聞き入れず、立ち去ろうとしなければ警察に電話をする（準備なしでできる対応ではないので、こうした場合を想定してあらかじめイメージトレーニングをしておく。「警察」という言葉まで持ち出し、〝招かざる客〟と応対するなど、ほとんどの者にとってははじめての体験だからだ）。

相手はおそらく、「お願いだ。驚かさないでくれ。ただ、話がしたいだけだ」「警察だなんてそんな。お願いだから電話しないでくれ。警察沙汰になったら、誰にも顔向けできなくなる」など、ピティプレイで泣き落としにかかってくるだろう。しかし、見えすいた口車に乗ってはいけない。ドアは絶対に開けてはならず、警察にはかならず通報する。

ソシオパスが抱える二つの弱点

また、相手に対して次のように応じるとかならずそこをつけ込まれる。

・相手の正体を見誤ってしまう。
・相手のルールにしたがって反応する。
・自分の目標を見失ってしまう。
・怒ったり、当惑したり、傷ついたりした姿を相手に見せてしまう。
・周囲から孤立しているので、一人で問題を乗り切ろうとする。
・四六時中、相手への対処について考えて気力を使い果たしている。
・自分を見失い、手に負えないほど大きな課題を背負い込んでいる。
・相手への対応に我慢できなくなっている（辛抱強さは自分で鍛える長所だ）。
・パニックにおちいって自分を見失い、相手の攻撃に過剰反応してしまう（事態はさらに悪化すると思い込んでしまう）。
・ストレスにさらされ続けて体調を崩したり、病気になったりする。

被害者がソシオパスに勝つということは、これらとは反対の対応をすることなのだ。

・ソシオパスに関する客観的な情報を念頭に置いておく。
・最終的な目的を変えてみる（何を目的に戦っているのか見直してみる）。

・相手の目的ではなく、自分の目的について重点的に考えをめぐらせる。
・自分の感情を悟られないようにする。
・良心と共感をもつ人たちとのつながりを深める。
・相手への対応はあれもこれもと取り組まず、実行可能な範囲で小分けする。
・自分のペースを崩してはならない。
・理性的に考え、結果を重んじて行動する。
・ストレスマネジメントを心がけ、健康管理に気をつける。

ソシオパスは、自分から始めた攻撃であるにもかかわらず、二つの弱みを抱えており、これらはたがいに関連している事実を理解しておいてほしい。

(1)ソシオパスが〝勝利〟を実感できるのは、被害者を思うように操り、支配しているときだけで、それが実感できなくなってしまうと、攻撃そのものへの興味をやがて失っていく。被害者は、勝つ意味(目標)を自分で設定できるので、彼らよりも柔軟に戦うことができる。

(2)ソシオパスは、他者の感情を悟れず、共感を覚える基層ももっていない。他者の感情は普通の人が数学の問題を解くように、頭を使い、知的に判断することでしか理解できない。したがって、彼らに挑発されたとき、少しでも自分をコントロールできれば、本当の気持ちを彼らから隠せるのだ。そうすることによって、ソシオパスがなにより嫌がる「退屈」という天敵の出現をうながせる。彼らがセラピストや家族、知人たちに常に訴えているのは、退屈でしかたがないこと、過剰な刺激を絶えず切望している点だ（彼らのこうした状態を「依存症」とたとえた者がいる。彼はぞくぞくするスリルに「依存」し、一か八かのリスクに「依存」し、人が素の状態で示す反応に「依存」している）。ソシオパスにとって、退屈は敵として彼らの生涯に常に立ちふさがっている。だからこそ、彼らを抑え込もうとするとき、退屈は被害者にとって最良の味方になってくれる。

次の章では、ソシオパスとナルシシストの見分け方について説明する。これもまた、問い合わせがいつも寄せられるテーマだ。

第7章　ソシオパスとナルシシスト
——反社会性パーソナリティ障害と自己愛性パーソナリティ障害

「だがな、もちろんその手の決まりごとは、子供や——それから召使いとか——そうそう、女どもとかも——世間のありきたりの者が守るぶんにはこれほどうってつけなものはないだろうが、偉い学者や大思想家、賢者と呼ばれる者にはそんな決まりは当てはまるものではないのだよ」

——C・S・ルイス『魔術師のおい』

自分しか愛せない者たちの心の世界

人の気持ちを敏感に察せられることが、なぜ望ましい心のあり方だと考えられているのだろう。

絶えず変わり続ける感情の流れ、意味もなく高ぶる精神にいちいち反応するほうがわずらわしくはないのだろうか。貧しい人たちの暮らしぶりを見ていると、意味もなく罪悪感を覚える。そうした思いに鈍感になれたほうが、むしろ気持ちは楽になるかもしれない。

人の思惑にわずらわされることがなければ、もっとほかのことにたくさんの力を向けられるかもしれない。気分にむらが多い友人たち、気持ちをころころ変える人生のパートナー、子供は子供で予想もつかない精神の「発達段階」を迎えて親を翻弄してきた。たいていの場合、他人の感情生活について、わたしたちが手助けできることなど、実はまったくないようにも思えてくる。

もちろん、良心や人を愛せる心がなければ、それは冷酷なソシオパスであり、望ましい心理的特性とは言えない。しかし、良心と罪悪感を感じる心をもち、他者を愛し、絆を結ぶことができながら、他者の感情を推しはかる思いだけがないとしたらどうだろう。人を愛し、相手を気づかうために、実際、どれだけ他者の感情について理解しておけばいいのだろうか。

他者への共感の重荷から完全に自由になれたとき、わたしたちの日常はどんなふうになるだろう。そもそも、相手の感情が意識されない状態とはいったいどんな感じなのだろうか。これから説明するように、それは思うほど気楽でも、心穏やかな状態でもない。

他人の感情を〝感じ取る〟能力が欠落した人たち

感情がまったく意識されない状態——こうした状態は実際には存在しないので、それを感じてもらうために、自分がある人物に入れ替わったと想像してみてほしい。その人物はソシオパスではないが、自分とは似ても似つかない心の持ち主だ。他者の喜怒哀楽や願望、意欲に気づけず、人がそうした感情をもっている事実それ自体に関心はない。実際、**人には感情がある**という事実を認めたことがほとんどない。

この人物にとって、相手の表情や何気ないしぐさ、声の調子などは、せいぜいよくて無意味な外国語と同じだ。感情がもっとも端的な形で現れる非言語コミュニケーションがチンプンカンプンの外国語と同じなら、その意味に気がつかず、そこに込められた感情は一方通行になってしまう。それどころか、涙のように見逃しようのない感情の発露を見ると、この人物はイライラして怒り出す場合も珍しくはない。

そうした人物に自分がなったとしよう。普通、人は他者の情緒反応にもとづいて相手の気持ちを推しはかっているので、他者について現実にもとづいた評価がまったくできなくなる。相手がどう感じているのか、それに関する情報の大半が抜け落ちた状態におちいる。自分が勝手に決めつけた人間像にしたがって相手を理解しているので、相手は意味のない、想像の産物になってしまう。ある人について、特定分野で第一人者のすばらしい人物だと考えれば、相手はまさに考えた通りの人間として存在する。あるいは、彼女は女神のようにすばらしい女性で、自分は彼女と結婚するために生まれてきたと考えれば、密室のような感情世界では、彼女はそうした女性として存在する。実際の彼女がどのような人柄で、自分に対してどのような感情を抱いていようが関係はない。自分以外の人間は、勝手な考えと願望によって捏造された存在なので、現実世界に生きる人たちの情緒反応がまったく伝わってこないのだ。こうした身勝手な決めつけのせいで、そうした人物は現実世界から反発を招くはめにおちいる。

この人物が感じているのは、他者の感情ではなく、自分自身の喜怒哀楽なのだ。多くの人と同じように、欲望や恐怖、煮えたぎるような憎悪、抑えがたい恋情、息苦しいほどの罪悪感を抱くことはできる。怒りや嫉妬、体の底からこみあげる欲望がどんなものかも知っている。しかし、それらはいずれも自分の感情にほかならない。同様の感情を自分以外の誰かが示していても、暗闇のなかで本を読むように、この人物の目には相手の表情やしぐさが見えない。同じように、人が自分の気持ちを何度説明したところで、この人物の耳には相手の言葉が届かない。それればかりか、自分が他者の感情を理解できない事実にまったく気づいておらず、他者の理解とかかわり方について、決定的な欠落が自分にあるとは夢にも思っていない。

皮肉なことに、普通の人に比べ、このような人物ほど人と親密になりたがり、人から認められ、評価されたいといつも願っている。気にかけてもらえないと痛々しいほど落ち込み、つかの間とはいえ、深刻なもの思いに沈むことも珍しくはない。人生のパートナーを求め、あるいはすでにそうした相手がいれば、死ぬまで添いとげたいと願っている。自分の子供には、心から慕ってほしいと考えている。仕事は並はずれて優秀で、同僚や関係者はいつもいっしょに仕事をしたいと自分を褒めちぎっていると考え、彼自身、自分は他者との関係がうまく続くようにいつも努力していると信じて疑わない。

しかし、対人関係をきちんと結べる感情が欠落している事実に、当の本人はまったく気づいていない。かりに長く続いている関係が少しでもあるなら、それは相手が我慢してつきあっているか、あるいは自己肯定感の低い相手か、それとも彼の独りよがりを渋々ながら受け入れてくれたのだろう。彼がそれなりの地位にあれば、相手の関心は別のところにあるのかもしれない。

それまでの人生で何度も人間関係は破綻したが、原因はいくら考えてもわからず、腹立たしい謎のままだ。たくさんの人がなぜ自分から離れていったのか、筋の通った理由がどうしても思いつかない。なぜ、急にどなり始め、まったく何もしていないのにひどい人間だと言われ続けなければならないのか。自分は誠実で分別のある人間だと誇りにしているにもかかわらず、結果はいつも同じで、取り乱した相手にののしられるのはどうしてなのか。理由もわからないまま、手のひらを返すように、「なにもかもめちゃくちゃにされた」と怒って関係を絶っていく。別れた恋人から以前、「あなたは人の人生を壊そうとしている」とののしられた。

こんな調子で非難されるのはなぜなのか、なぜ彼らが自分に背中を向けるのか。だが、どこが問題なのかと彼らに聞いても、不可解で、筋の通らない返事しか返ってこない。そうであるなら、納得できるただひとつの説明は、めぐり合わせが悪かったことになってしまう。たぶん、自分はこれまで一人としてまともな人間に出会えなかっただけなのだ。あるいは、彼らは自分のすばらしさをきちんと評価できないからなのだ。

適度な自己愛と病理的な自己愛

以上が自己愛性パーソナリティ障害を病む者の心のなかの世界である。自分のせいで招いた人間関係の破綻や問題、とりわけかけがえのない人に負わせた問題について、彼らはこんなふうに解釈している。

他者の感情という、ひときわ重要な情報領域にアクセスできないので、ある種の堂々めぐりから彼らは抜け出せない。人間関係をめぐる問題を何度も繰り返し、そのたびに大切な人との関係を失いながら、なぜそうなるのか、その理由が決してわからない運命のもとに置かれている。周囲の人間の反応にいっさい関心を寄せず、のっぺりとした自己陶酔で膨らんだ外観の下で、彼らは人生の大半を当惑と苦悩、そして、しばしば激しい怒りを抱えながら心の世界を生きている。

自己愛性パーソナリティ障害は、「反道徳的ではないソシオパシー」とも言えるが、両者の共通点と相違点についてはきちんと認識しておくことが大切だ。ナルシシストの危害は、ソシオパスと同じように身近な友人や仕事関係者、あるいは配偶者さえ唖然とするようなもので、誰もがいっさいの関係を絶つことを心から願う。ナルシシストは自分の子供は愛せるが、生涯に及ぶ心の傷を子供に負わせてしまう。極端なナルシシストの場合、ある種の挙動と特定の攻撃性がひとつになると、実際、ソシオパスと変わらない被害を周囲にもたらす。

わたしのもとには、次に紹介するような手紙がよく送られてくる。

「わたしの上司は社員全員に嫌われています。かつてはナルシシストだと考えていましたが、いまではよくわからなくなりました。誰かに意見されようものなら、それ以降、その社員を嫌い、機会があれば容赦なく攻撃して、相手が会社をやめるまで激しい叱責を続けたことも一度や二度ではありません。仕事ができる社員ほど、被害者になる可能性は高いようにも思います。

話すことと言ったらどうでもいい自慢話ばかりで、一度話し出したらもうとまりません。わたし自身、何度もその被害にあいました。みんなうんざりしているのに、上司一人が気づいていないのです。手の施しようがないほど自分に酔いしれ、社員への共感が欠如しているため、耳を疑うような発言に及ぶことも珍しくありません。

女性社員の一人にガンが見つかり、化学療法を受けるために会社をしばらく休んだときのことです。彼女について、まるで会社をずる休みしているかのようにあざ笑っていたのがこの上司でした。退院した彼女は、治療のせいで髪をほとんど失っていました。その姿を見た上司はなんと言ったと思いますか。社員一同でお金を出して、男性用のカツラをプレゼントしようと、冗談でも言ってはならない言葉を口にしていたのです。

そのときから、どうしても避けられないとき以外、わたしはこの人間とかかわらないようにしています」


この上司のせいで会社を追われた社員、また復職した女性に対する冷酷な応じ方はソシオパスを思い起こさせる。しかし、異常なほど自分の話を聞かせたがる傾向は、ナルシストならではの自己陶酔にも思える。ナルシシズムとソシオパシー、この上司の場合、どちらで呼んだほうが正確なのだろうか。病理的には根本的に異なる、非常に重要なちがいだが、現実的には驚くほどあっけないちがいにすぎない。

ソシオパスの場合、欠けているのは良心と他者への共感の両方だが、ナルシシストに欠落しているのは他者への共感だけなのだ。ソシオパスは他者とは感情的に結びつくことができず、他者の感情を直接感じ取れない。これに対してナルシシストは、他者の感情は感じ取れないが、彼らなりの形で他者とのつながりを結ぶことはできるのだ。**他者との関係を結べるので良心が何かを知っている。ただし、他者が何を感じて何を必要としているのかがまったくわからないので、良心にもとづいてふるまおうとしても彼らのその能力は致命的な欠陥を負っている。**

適度な自己愛（健全なナルシシズム）は、精神的な発達を遂げ、大人になって健全な精神生活を送るうえで、誰にとっても必要とされるが、過剰なほど肥大して、他の感情を圧倒するようになるとナルシシズムに苦しむようになる。このような状態になると対人関係を損ねるばかりか、ほかの人を苦しめるようになるので、専門家のなかには、この状態を「病理的」「有害」「悪性」なナルシシズムだと形容する者もいる。自己愛性の人格だと診断された場合、通常、その人は実生活において、関係する人や対人関係そのものを傷つけ、その精神状態は「病理的」だと見なされる。

自己愛性障害か、それとも社会病質か

自己愛性パーソナリティ障害（NPD）について、二〇一三年公開の『精神疾患の診断・統計マニュアル第五版』（『DSM-5』）では、「誇大性（空想または行動における）、讃美されたい欲求、共感の欠如の広範な様式で、成人期早期までに始まり、種々

の状況で明らかになる」と定義されており、以下に記した九つの兆候のうち五つ、またはそれ以上の兆候を示している場合に、自己愛性パーソナリティ障害だと診断される。

(1)自分が重要であるという誇大な感覚（例：業績や才能を誇張する、十分な業績がないにもかかわらず優れていると認められることを期待する）。
(2)限りない成功、権力、才気、美しさ、あるいは理想的な愛の空想にとらわれている。
(3)自分が〝特別〟であり、独特であり、他の特別なまたは地位の高い人達（または団体）だけが理解しうる、または関係があるべきだ、と信じている。
(4)過剰な讃美を求める。
(5)特権意識（つまり、特別有利な取り計らい、または自分が期待すれば相手が自動的にしたがうことを理由もなく期待する）。
(6)対人関係で相手を不当に利用する（すなわち、自分自身の目的を達成するために他人を利用する）。
(7)共感の欠如：他人の気持ちおよび欲求を認識しようとしない。またはそれに気づこうとしない(1)。

(8)しばしば他人に嫉妬する。または他人が自分に嫉妬していると思い込む。
(9)尊大で傲慢な行動、または態度。
(米国精神医学会編『DSM-5 精神疾患の分類と診断の手引』髙橋三郎・大野裕監訳、医学書院、二〇一四年)

『DSM-5』では、自己愛性パーソナリティ障害の診断方法に変更が加えられている。新基準では、自己愛性パーソナリティ障害には次のような「対人機能の障害」が認められるとされる。

・**共感性** 相手の感情や相手が何を必要としているのか、それを認識または特定する能力の障害。相手の反応に過度に同調するが、それは自分に関連すると認識された場合に限られる。相手に対する自分の影響を過大評価または過小評価している。
・**親密さ** 相手との関係は多くの場合表面的で、自己評価を裏づけるために存在する。相手には心からの興味を抱いておらず、心を占めているのは自分のことなので、たがいの関係は制限されている。

『DSM-5』によると、さらに自己愛性パーソナリティ障害は次のような「病理的な人格特性」によって特徴づけられている。

・**誇大性**　公然もしく非公然にかかわらず、特権意識を抱いている。自己中心的である。ある人は他の人より優れていると心から信じている。他人を見下している。

・**注目を求める**　他人の注意を引きつけ、注目を集めようと過度に試みる。称賛を求める。

ソシオパスの冷酷さは、他者の感情や対人情報を処理する脳の部分に生じた生まれつきの欠落が主な原因だとされている。一方、自己愛性パーソナリティ障害の共感の欠如は、幼児期における両親や養育者との感情的な結びつきが十分ではなかったことが原因で引き起こされ、親や養育者も他者に対して虐待的か、あるいは自己愛性パーソナリティ障害を病んでいたと考えられている。

このような場合、子供はいまどんな気持ち（たとえば「怒っているようだ」）なのか親はきちんと考えられないので、子供の大脳辺縁系――共感や同情などの情動に関与――の正常な発達が阻まれてしまう。病的なナルシシズムをもたらす感情の制御不全は、誕生から二歳ごろに起きていると考えられており、遺伝的な影響が一部で認められるソシオパシーの感情処理能力の欠落とは対照的だ。

ソシオパスの共感の欠如は徹底している。ほかの人たちや動物に対する「情動感染」（他者の心を占めている感情に反射的に感応すること）についてはすでに触れた。普通の人間には当たり前のようなこの反応を、ソシオパスはいっさい示さない。赤ん坊でさえ、ほかの赤ん坊が泣いていれば、声に反応して泣き始める。ナルシシストの場合、時によっては情動感染を示す場合もある。とはいえ、その反応は普通の人たちと比べるとはやはりにぶい。

なにごとも自分中心で考える彼らの強烈な自我関与のせいで、他者への共感という人間としての基本的な反応が阻まれてしまいがちなのだ。だが、興味をひかれるのは、相手の情動感染を引き出すことについて、ナルシシストの右に出る者はほとんどいない点だ。この事実を目の当たりにしたセラピストは少なからずおり、実はわたしもそうした一人だ。しっかりフタをした深鍋のなかでお湯が煮えたぎるように、彼らの誇大な感情と自分に対する激しい思い込みは、外界の雑音などいっさいシャットアウトして、ますます激しさをまして高まり、ついには波となってあふれ出し、相手の感情に影響を与えずにはおかない。

ナルシシストに〝感染〟しやすい人たち

心理セラピストのニーナ・ブラウンは『ナルシシストたちの破壊的行動パターン[2]』

（未邦訳）で、ナルシシストの情動感染について、ほかの人よりも影響を受けやすい人の存在を明らかにしている。「感染の影響をこうむりやすい人は、相手の感情につい向き合ってしまって無視できない。相手と自分は単なる他人ではなく、たがいに関連していると受け止め、相手の口調やしぐさといった非言語的コミュニケーションを読み取ることに長けている。他人と話すときには相手の身ぶりや手ぶりなどの身体的表現に目が向きがちで、自己認識についても感覚的で感情的に反応する傾向がうかがえる」

言い換えるなら、彼らはナルシシストの感情にもっとも〝感染〟しやすい――というより、どうやら圧倒されてしまうほど、過剰な共感能力に恵まれた人たちだと言えるだろう。

共感能力があまりにも高い人、とくにナルシシストとのトラブルに巻き込まれた経験がある人は、次の点に注意しなくてはならない。異常なほど強い自己愛の持ち主と長く接しているうち、ナルシシスト特有の幻想――無限の成功と権力、すばらしい才能とたぐいまれな美貌、あるいは至高の愛の対象という壮大な空想――に感化され、たいていの場合、仕事をはじめとするさまざまな分野で抜き差しならないトラブルに巻き込まれてしまうのだ。その問題は政治関連や法律問題にまで及ぶことがあり、彼らの影響を受けていなければ回避できた問題である。

激しい自己愛にとりつかれた政治リーダーや政治運動家、都合よく〝偉大な思想家〟や〝偉大な賢者〟を自称する者のもとには、彼らが放つナルシシズム特有の感情にひかれて、弟子や信者が集まってくる。想像されるように、反社会病質《ソシオパシー》のリーダーと自己愛《ナルシシズム》のリーダーの心理学上のちがいとは、前者は嘘と人心操作《マニピュレーション》と恫喝によって他者に働きかけ、一方、ナルシシストのリーダーは嘘とマニピュレーション、そして情動感染によって人に影響を与えている。

ソシオパスとナルシシスト、そして政治家の関係について質問を受けたとき、わたしは実際に時間をかけ、対面して見定めた診断でなければ支持しないと答えるようにしている。しかし、もしも自分のもとにドナルド・トランプと同質の人格的特徴を示す患者がきたら、その患者はまちがいなく自己愛性パーソナリティの持ち主にちがいないと、わたしはまえまえから考えてきた。彼に見られる人格的特徴は、仰々しいふるまい、他者に対する共感のみごとなほどの欠落、そして、注目され、称賛されることへの過剰すぎるほどの欲求だ。

悪性の自己愛者の場合、彼らをもっぱら動機づけているのは、他者からの称賛、世間の承認や自分に対する讃美への欲求で、聞きたいのは自分を肯定的に評価する言葉と周囲の声援だ。自分の精神世界が無傷なままでいるため、他者に対しては、自分が生まれつき優れており、だからどんな言動に及んでも、許される特別な価値ある存在だという思い込みを認めさせなくてはならない。そのために、自分に対する称賛と従順をひっきりなしに求め続けている。

他者については、自分の願いを満たす力とその意志があるのかどうかという点にもとづいて値踏みしている。故意という点では、ソシオパスほど意識的に人を支配しているわけではないが、それでも普通の人に比べれば、その思いははるかに強い。ソシオパス自身が力を実感するために他者を支配するなら、ナルシシストは自分への称賛のために他者を支配している。

一九三八年、オーストリアの精神分析家オットー・フェニケルは、自己愛者は、「赤ん坊が外の世界に食べ物を求めるように、自分の周囲に『自己愛を満たす材料』を求めている」[3]と書いている。ナルシシストが他者や世界全体から非難され、現実の問題を突きつけられたとき、彼らは精神分析家が言う「自己愛的傷つき」におちいる。このような状況に直面したとき、どれほどたわいない非難に見えても、たいていの場合、彼らは激しい怒りで応じる。非難する相手に恐怖を与えようとするので、その怒りは説明がつかないほど激烈なものになる。

臨床の現場ではなく、日々のリアルな世界で、ソシオパスとナルシシストを見分ける基準は、両者の言動にうかがえる、エネルギッシュなふるまいと冷酷なふるまいの差だ。ソシオパスは、冷酷で計算高く、感情を感じさせないふるまいと、たいていの場合、自分の魅力を利用して、周到に考え抜かれた手口で被害者につけ込む。相手につけ込む点ではナルシシストも同じだが、彼らの場合、言動は鉄壁の自信に根ざしている。その自信とは、自分に備わる優越性と、前述した無限の成功と権力、すばらしい才能とたぐいまれな美貌、あるいは至高の愛にふさわしい存在こそ自分にほかならないという確信だ。

ナルシシストの妄想に水を差し、誰も応じなければ彼らは不満を募らせ、感情は高ぶり、ついには憎悪に満ちた怒りを抱え込む。相手が応じない場合、ソシオパスなら計画をやり直すか、微妙な調整をくわえたり、それまで以上に魅力的にふるまったりする。あるいは、さらに脅しをかけるかもしれない。一方、ナルシシストはますます情熱的になり、彼の信条は説得力に富んだ、きわめて破壊的なものになっていく。ソシオパスの言動はこれという信条とはまったく関係はない。彼らの破壊的な言動は冷酷なロジックにもとづき、唯一の目的は被害者との〝ゲーム〟に勝つことだ。ナルシシストのように妄想でしかない感情の王国を守るために、自分を見失い、ゲームを破綻させるようなまねはしないのだ。

ソシオパスの被害者とは、罪悪感と羞恥心という当たり前の感情に妨げられることなく、やりたいことはなんでもやってのける人間に目をつけられ、冷酷な攻撃の標的にされた人たちだ。一方、これまでの人生でナルシシストの被害に遭遇した人は、ソシオパスに比べればまだしも人間味はあるとはいえ、被害者を井戸に変えてしまう人間の餌食になった人たちなのだ。相手はその井戸が枯れるまで、自分がほしいものを汲み続ける。思い込みに満ちた自分の精神世界が無傷のままでいられるなら、彼らは人に与える苦しみや危害にまったく気づかないまま、好きなようにふるまうことができる。

ソシオパスもナルシシストもたくみに人につけ込んでくるので、ここで説明した両者のちがいも微妙な場合があるだろうが、被害の点ではいずれも同じように深刻だ。しかし、彼らとの個人的な関係をさらによく見ると、正常な人たちが彼らに対して示す反応にはある種のちがいがあるのがわかる。

ソシオパスもナルシシストも、知り合ったばかりのころは被害者と蜜月の関係にある。人格障害を抱えている相手が、「これほどいい人がいるなんて、信じられない」とさえ思えるほどなのだ（実際、このような印象を与える人は、たいていの場合、本当にいい人ばかりであるのは言うまでもないが）。だが、ソシオパスの場合、つきあっていくうちに、やがて被害者は違和感を覚えていく。いわく言いがたい違和感で、納得できない状況ばかりが続くのだ。それを直接問いただす被害者もいるが、その質問に対してソシオパスはそれまで以上に魅力的にふるまうか、相手を脅すか、もしくはその両方で応じるはずだ。その結果、被害者のほうが自分を責めるか、あるいは困惑するほどの不安を感じるようになる。

ナルシシストの場合、蜜月の時期を経過すると、相手との関係は、こちらには何も与えず、向こうが一方的に取り上げるだけだと被害者は考えるようになる。たいていの場合、「なぜ、自分の思いにそってくれないのだ」と、被害者は相手に対して何度も説明を求めるようになるが、何度問いただしても無駄に終わる。そう問い続ける自分に、被害者はやがて自己嫌悪を抱くようになり、困惑して怒りさえ覚えるようになるのだ。

通常、ソシオパスとの関係は、相手が犯したなんらかの背信行為が明るみに出て終わりを迎える。なかったことにできるような行為ではなく、どのような言い訳もできないほど深刻な裏切り行為だ。多くの人たちがわたしに話してくれたように、被害者が相手の目をまじまじと見るのはこのときで、相手の目が〝捕食者〟あるいは〝恐怖そのもの〟である事実を衝撃とともに悟る。その目は見たこともない別人の目で、かかわりを断ち切ることでしか相手から逃れられないと思わせるような目だ。

ソシオパスに比べると、ナルシシストとの関係はなかなか断ち切れない。被害者は相手の言動を改めさせようと何度も説得を試み、相手が引き起こした被害について声をあげ、泣きながら説明を求め続けることもある。場合によって数年、あるいは数十年に及ぶことも珍しくはない。相手に対する敬愛などすでに消え失せ、愚かで無能な人間――永遠の〝子供〟だと見なしている。最終的に被害者は、自分が汚《けが》されたような恐怖にとらわれ、激しい嫌悪感を抱くようになる場合が少なくない（汚されたという感覚について、ある被害者は「強力なビデで体のなかから清めたくなる」と話していた）。これに対してソシオパスの被害者は、精神的な脅迫や身体への直接的な威嚇を感じる。

三つの特徴でソシオパスを見極める

ソシオパスとはいえ、〝良心のかけら〟ぐらいはあるのではないかと尋ねる手紙が届くことがある。そうした手紙のいくつかは、わたしが「イエス」と答えることで、なにがしかの希望を見出そうとしているのだろう。しかし、何度も言うようにソシオパスは本質的に良心をもてないのだ。手紙に書かれている〝良心のかけら〟は、ソシオパスが必要に駆られてそのようにふるまっていることを示している。

また、この種の質問を寄せてくる人のなかには、もしかしたらソシオパスではなく、ナルシシストとかかわっている人がいるのかもしれない。ナルシシストは実際に〝良心のかけら〟をもちあわせているからだ。こう書けばある種の希望のようにも思えるが、困ったことに、なまじ中途半端な良心があるばかりに、彼らとの関係をきっぱり絶つことをさらに難しくしている場合も少なくない。

ソシオパスとの関係を振り返るとき、被害者は「背筋も凍る」「人を食いものにする」「犯罪者」などの言葉を使い、ナルシシストの場合、「イライラする」「できそこない」「バカ者」といった表現が多い（興味深いのは、ソシオパスと病的なナルシシストに対して、いずれも「恐ろしい」「怪物」などの言葉が使われている点だ）。ソシオパスの場合、遅かれ早かれ被害者の不安や恐怖をかき立てていくが、ナルシシストはそれとは対照的で、関係が始まった当初から、「話が嚙み合わない」存在だ。被害者は面と向かって声を荒らげたり、両肩をつかんで道理を叩き込んでやりたくなる。ナルシシストが来診した場合、訓練を積んだ臨床家でさえ怒りがこみあげるので、面談中は気を鎮めようと用心しなくてはならない[4]。

厳密に言うなら、ソシオパスはナルシシストのあらゆる特徴を備えている。『DSM-5』の反社会性パーソナリティ障害の定義には、人間関係の機能不全として、「他者の感情、権利、および苦悩に対して無情」で、「相互に親密な関係を築くことができない」点があげられている。詳しく言うなら、第1章で説明したように、反社会性パーソナリティ障害には七つの病理的な人格的特徴——人を支配する、虚偽性、冷淡さ、攻撃性、無責任、衝動的、無謀——があげられるが、一方、ナルシシストの場合、以上の七つの特徴のうち三つの特徴（攻撃性、衝動的、無謀）が認められない。

この点を踏まえ、わたしたち臨床家がソシオパスかナルシシストか見分ける場合、攻撃性（辛辣で不快、報復的な言動）、衝動的（予期しない出来事に反応して、見境のない行動で応じる）、無謀（深刻な危険や損害、自分の身に危害が及ぶ可能性がある行動について、その必要もなければ、結果について考えることなくかかわろうとする）こそ、まぎれもないソシオパスであることを示す特徴として、真っ先に調べている。

他者の気持ちを満たすことについて、ナルシシストは残酷なほど無頓着で、自分の子供や友人、恋人にいやしがたい心の傷を残す場合が少なくない。その点ではソシオパスも変わらないが、彼らの場合、わたしたちが数学や外国語を学ぶような調子で、他人の感情を実によく研究しており、他人に対してどのように応じればいいのか正確に見抜いている。

こうした点に通じているので、相手がソシオパスかどうか見分けるのは、ナルシシストよりも難しい。家族や友人が困っているとき、ソシオパスは普通の人と変わらない様子で同情できるからだ。ナルシシストが無知で無反応、相手をイライラさせるような場面で、ソシオパスは相手の気持ちにすかさず反応し、しかもきわめて魅力的に応じられるので、ナルシシストよりもはるかにうまく正体を隠せるのだ。通常、ソシオパスが打てば響くような反応を示さないときは、ガスライティングのためにわざと押し黙っているか、相手を「手玉にとる」ことをやめたときだけだ。

ナルシシストとソシオパスのちがいを具体的に考えてみよう。冬の凍てついた坂道をいくカップルの姿を想像してほしい。彼女が足をとられないよう、男性は用心深く見守っていたが、注意していたその彼がころんでしまう。どうやら腕の骨が折れたらしい。痛みのせいで涙が目ににじみ、病院に連れていってくれと彼女に頼む。

もしもこの彼女がナルシシストだった場合、折れたのは自分の腕ではないと考える。彼女の精神世界では、自分は痛くもかゆくもなく、ただこうした状況がたまらなく不便でならない。「それほど大げさなケガのようには見えないけれど。このまま急ぎましょう。しばらくすれば、痛みもおさまるわ」と彼女は言う。

病院に行くか行かないで言い争ったあと、ようやく彼女が折れ、タクシーを呼び止めて病院に向かった。だが、病院につくまでのあいだ、彼女はずっと文句を言い続けていた。

次に、別のカップルについて考えてみよう。やはり凍りついた道で彼が足をとられ、腕の骨を折ってしまう。そして、いっしょにいた彼女はナルシシストではなく、反社会性パーソナリティ障害を病んでいた。腕の折れた彼に向かって彼女はこう言う。

「だいじょうぶ、痛まない。かわいそうに。すぐに病院に行きましょう」

心の底から心配している様子だ。タクシーをとめて、かばうようにして彼を車に乗せた。病院に到着すると進んで受付に向かい、レントゲン室に呼ばれるまで不安げに彼を待っていた。診察室で鎮痛剤を投与され、ギブスで固定されると彼の腕の痛みもようやく薄れてきた。待合室に戻ってみると、彼女の姿はなかった。彼はなんとか家には帰ったものの、それからしばらくのあいだ彼女とは連絡がつかなかった。

　四日後、訪れてきた彼女は腕の具合を心配し、先に帰ってしまった非礼をわびた。あのとき、待合室で座っていると別の町で暮らす姉から電話があり、ひどい病気で苦しんでいるという。その知らせにすっかり動転して、取るものも取りあえず姉のもとに向かったというのだ。取り乱したあまり、彼に電話をすることも思い浮かばなかったと言う。

　しかし、実を言えばこの四日間、彼女は別の男性と過ごしていた。新しい恋人のほうが金持ちだとにらんでいたが、実際はそうではなかったので、彼のもとに何食わぬ顔で戻ってきた。

　次のような例では、ナルシシストとソシオパスのちがいはこんなふうに現れる。

　彼女の部屋で同居しているカップルがいる。男性は上司との折り合いの悪さを理由に会社を辞め、以来、定職にはついていない。二人の生活は彼女が支えている。

　ある日、彼は豪華な夕食を用意して、彼女に結婚を申し込んだ。自分のことを本当に理解している世界でただ一人の人間が彼女だと言う。しかし、話が弾み、仕事のために新しい服を買ったと彼女が話したときだ。彼の様子が突然変わり、烈火のごとく怒り出した。ひと言の相談もなく、彼女が勝手に服を買ったのが許せない。彼の怒りは激しく、彼女も恐怖を感じるほどだったが、好き勝手に買った自分も恥ずかしくなり、結婚したら、高価な買い物をする前には彼に断るようにすると約束した。

こうした言動から、彼はナルシシストだという事実がはっきりうかがえる。

やはり彼女の部屋で暮らす別のカップルと比べてみよう。男性は会社を辞めてからもう数年にもなるが、「ありきたりの仕事では、繊細で創造的な自分の性格には合わない」と言って仕事を探そうとしない。二人の生活は彼女が支えている。

彼もまた豪華な夕食を用意して、ある日、彼女に結婚を申し込んだ。「君ほどきれいな女性はいない」。話が弾み、仕事のためにいささか高価な服を買ったばかりだと彼女は打ち明ける。彼はその話を聞いても怒りはしない。それどころか、「とてもいい買い物をした」と言っていっしょに喜び、近いうちにその服を着てレストランに行き、豪勢な食事を楽しもうとまで話した。

二人は結婚した。二年後、彼女は自分の夫がソシオパスであることに気づいた。

“熱い”ナルシシストと“冷たい”ソシオパス

ソシオパスとナルシシストのどの点が似て、どこが異なるのか、その点について詳しく知っておくことは、これらの人格障害についてさらに深い理解をもたらす。

この二つの人格障害にもっぱらうかがえる特徴は、いずれも虚言と狡猾さだ。ソシオパスは嘘をついて被害者を混乱させ、自分の意志にしたがわせている。あるいは

「楽しい」という理由だけでそんな言動に及んでいる。一方、ナルシシストが嘘をつくのは虚構の世界を守り、他者から自分が必要とするもの（一貫した称賛と相手の同意）を汲み取るためだ。一般的にはどちらも「病的な虚言者」とよく言われている。そして、両者とも他人を利用する手段として、ずる賢くふるまい、人をあざむこうとする。ソシオパスは生まれつきの詐欺師で、ナルシシストは虚構の人格という世界の住人だ。いずれも、嘘をつき続けていなければ自分の世界が破綻してしまう。

ソシオパスもナルシシストも大の負けず嫌いだ。ソシオパスがのどから手が出るほどほしがっているのは、人を支配することと権力である。勝つことそれ自体が目的で、そのために脇目をふらずに戦いに没頭する。ナルシシストは自分が秀でていることを見せつけるため、常に人よりも上位にいなければならない。それだけに、他人の権力と業績に対しては病的な嫉妬心を抱いている。

ことさら堂々とふるまい、自分に対しては異常な自信を抱き、異様なほど肥大した自尊心を抱えているのも両者に見られる特徴かもしれない。

さらに両者とも、恥とは無縁で、きまりの悪さもほとんど感じていない。ソシオパスの場合、意識するしないにかかわらず、何をやろうが恥や自責の念を文字通り感じることができない。ナルシシストは不名誉だと感じても、自分の意志を曲げるわけにはいかないので、そうした思いを断固としてはねのける。ナルシシストの虚構の精神世界では、恥という思いこそ、自分の存在を揺るがす唯一最大の不吉な脅しだ。手間暇かけて優越感を肥大させていき、恥という感覚を決して認めようとはしない態度こそ、ナルシシストならではの傲慢さの根源にほかならない。

さらに両者とも、自分たちは法律や社会のルール、あるいは道徳上の決まりさえ超越している存在だと思っている。自分は法律を破ってもいいとナルシシストが考えるのは、それは自分に授けられた権利だと思い込んでいるからだ⑤。ソシオパスは、法律や社会の規範はうまく立ちまわるゲームだと考えている。

興味を覚える相手と出会ったときには、「早急に親密な関係」を築こうと躍起になる。ナルシシストは自分の虚構の世界に相手をただちに引き込もうとするだろう（たとえば、はじめてのデートで結婚を申し込むなど）。ソシオパスは、出会ったばかりで自分の正体に気づいていない状況を都合よく利用しようとする。ナルシシストもソシオパスも、被害者が自分自身の判断にしたがおうとするのを極度に嫌う。被害者を家族のもとから遠ざけようと試み、友人や知人とは会わないように言い張るかもしれない。「愛」という言葉を駆け引きの道具や切り札として使うことで、彼らは誠実な人間関係を〝冒瀆〟さえしている。

身近にいる人間を心理的に操作し、被害者自身を正気ではないと思い込ませようとする点では両者は同じだ。このガスライティングという心理操作について言うなら、ソシオパスは悪意にもとづいて意図的に行っているが、ナルシシストの場合、虚構の世界に被害者を取り込んでしまうので、心理操作を意図的にしているという意識には乏しい。

赤ん坊が親に世話を請うように、ナルシシストは他人を自分の手足の延長のように使っている。ナルシシストにとって、この世界で自分ほど苦しんでいる者はおらず、被害者は自分にとって必要な保護者であり、守護者だと心の底から信じている。また、被害者には、自分の壮大な妄想と自己嫌悪が投影されており、小言と非難を繰り返すために常に側にはべらせたがる。閉鎖的な関係におけるナルシシストの言動のせいで、被害者と彼らとの関係はさらに深まり、被害者の精神的な境界線はやがて消えていってしまう。

結局、長期にわたってナルシシストとの関係を続けてきた被害者は、自分の心をがんじがらめにする相手から逃れられなくなり、自分を守るために必要な相手との境界線さえ引けないと考えるようになる。

ソシオパスもナルシシストも、関係を断ち切ってから数カ月後、あるいは数年が経過していても、ふたたび被害者を支配しようとすることがある。ナルシシストは自分の妄想の世界を維持するためであり（その世界では彼と被害者は切っても切れない関係にある）、ソシオパスは被害者とは自分の所有物であると考えているからだ。こうした事態は関係の断絶後にかならず生じるわけではないが、被害者にとっても最初のとき以上のストレスと恐怖をもたらすだろう。

ソシオパスは高邁な理想などもちあわせてはいない。ナルシシストにはそうした考えが認められるとも言えるが、他者に対する共感の欠如から、その考えも無意味なものになり、最悪の場合、他者に破滅をもたらす考えにゆがめられている。

良心がないので、ソシオパスは他人の存在に配慮せず、常に自分にとって最善と思えることに手を染めている。ナルシシストもまた、自分にとって常に最善だと思えることをやっているが、自分にとっていちばんいいことは、世界にとっても最善だと考えている。

たくらみが発覚したとき、ソシオパスはいっさいの責任をかならず否定する。しらを切り通して責任を逃れるためであり、被害者が心理操作されている状態にあればなおさらだ。ナルシシストも責任は認めようとしないが、その理由は自分の虚構の世界と現実の世界の齟齬を認めるなど、どうしても受け入れられないからだ。あらゆる現状を自分の妄想の世界に一致させるように再編し、必要なら常軌を逸した作り話を入念に組み立てる場合もある。つまり、ナルシシストは「作話」し、ソシオパスはひたすら「否定」するだけだが、その否定は通常、ますます巧妙になり、口先だけとはいえ、聞く者を妙に納得させる言い訳に変わっていく。

時と場合によってだが、ナルシシストも自分の責任を受け入れることがある。ナルシシスト自身の世界観と照らし合わせて誤っていたとか、あるいは自身が築いてきた善と悪の規範に反した場合だ。ソシオパスは他人を支配することがなにより楽しいので、誰が傷つこうが気にもとめないが、ナルシシストにとって人を傷つけるのは本意ではない。ただ、他者の気持ちや現実の状況に気づけないので、たいていの場合、ソシオパスと同じように人を傷つけ、しかも苦痛に満ちた破壊をともなうことが少なくない。

ナルシシストは勤勉に見えるかもしれない。きわめて活発で社交的で、しかも自己顕示欲が強く、過剰な自信で肥大しており、うるさいほど自分を主張する。あるいは、それとは正反対にきわめて繊細で、社会的には孤立しているように見える場合がある。これは実際の世界において、自分が取るに足りない人間だという現実を思い知らされるのを避けるためだ。そうすれば、ほかの人間よりも優れているという自負を脅かされずに暮らしていける。ソシオパスの場合、他人をコントロールして支配すること以外に心を占めるものはなく、一人取り残されて、自分の考えを深めていくようなまねは断じて受け入れない。

概して言うなら、ナルシシストは特別扱いされることを喜び、ソシオパスは周囲に溶け込むことを好んでいる。

ナルシシストは世間の認知と名声にひかれるが、ソシオパスは人を支配する現実的な力にひかれる。他者の称賛を得るためにナルシシストは生き、ソシオパスは称賛を得ることで他者を支配する力が高まりでもしないかぎり、他者の称賛を必要としない。

ナルシシストは他者の評価が〝手のひらを返したように〟一変することで知られ、これ以上はない好人物という評価が前触れもなく一転し、これほどひどい人間もいないという評価に変わる。ソシオパスにとって、他者がいい人間だろうと悪い人間だろうと、そんなことにはまったく関心はない。彼にとって他者とは、ゲームの駒にすぎない。被害者との関係をソシオパスが突然断ち切ることがある。これ以上、ゲームの駒としての見返りを与えてくれないと判断し、関心すら覚えなくなったのだ。被害者の人間性にほだされ、心を入れ替えたからではない。

ナルシシストとソシオパスのちがいは、両者に見られる〝熱さ〟と〝冷たさ〟のちがいにつきると言えるだろう。ナルシシストには良心があり、家族や友人に温かい感情を抱き、自分の子供にも愛情をそそげる。もっとも、その愛し方はかなり破壊的な愛し方で、彼には自分の子供が人格をもった別の人間だという事実がどうしても認められない。このちがい――人とつながり、愛するという基本の能力とその能力が欠落した冷たい心――こそ、ナルシシストとソシオパスの明暗を分ける。ナルシシストの場合、時によっては心理療法が効果をもたらすが、ソシオパスには治療を行っても効果は期待できない。このちがいは明らかに重い意味をもっている。

ソシオパスが心理療法に応じるのは裁判所の命令を受けたときか、それとも何か思いもよらない事情——おそらく、この疾患を治したいという動機にもとづくものではないだろう——のせいで、セラピーそのものはできるだけ早く切り上げたいと考えている。だが、ソシオパスとは対照的に、ナルシシストのなかには本人が進んでセラピーに参加し、しばらく治療を継続することもある。受診の理由は、たいていの場合、(彼らには)理解できない対人関係の破綻が一度ならず続き、彼ら自身、それに苦痛を感じているからだ。

永遠に埋まらないソシオパスの心の穴

ソシオパスとナルシシストに見られる診断のちがいを考えるとき、その具体的な特徴は次の二点——冷酷さと第1章で述べた「ピティプレイ」——に要約できる。

①ソシオパシーとは、捕食動物が獲物をもてあそぶように、標的にした個人を冷酷に「なぶって楽しむ」ことにほかならない。これに対してナルシシストは、意図しないうちに他者の人生に危害を加えている。しばしば取り返しのつかないダメージを与えるが、ナルシシスト自身は、楽しみのために他者をさいなむ冷酷で計算高い人

間ではない。冷酷で血も涙もないのは、ナルシシストではなくソシオパスのほうだ。

②「ピティプレイ」を演じさせたら、ソシオパスの独壇場で、ナルシシストはもちろん、彼らにかなう者は誰もいない。ナルシシストのなかには病気不安症（思い込みによる病状が多く、悪化することはない。かつては「心気症」と呼ばれた）を病む者がいるかもしれないが、意識的にピティプレイを演じることはまずありえない。と言うより、自分の優越感を重んじる彼らの心性は、他者に哀れを請うようなまねは断じて許さない。

次の例は、ある学生の友人が遭遇したソシオパスの被害の例である。

「ジムのことはいまもまだ信じられません。ジムとはぼくのルームメイトのケビンの紹介で知り合いました。ケビンは彼と知り合って一週間もしないうちに、ぼくに相談もないまま、寮のこの部屋でいっしょに暮らそうと誘ったのです。ジムは優しそうな人間でしたが、結局、彼の性格がいちばんの問題だとあとになって思い知らされました。

ジムにはたくさんの話を聞かされましたが、どれも驚くような話ばかりでした。

彼の兄さんは、実の祖父を殺した罪で終身刑になり、刑務所暮らしをしているという話を聞かされたことがあります。別のときには、自分はいまニューヨークの大手出版社のために小説を書いており、まもなく一〇万ドルの前払い金が振り込まれる。そうなれば販売促進のために全国をまわり、講演会もしなくてはならないとまで言っていました。二年前にはステージ4の結腸ガンが見つかったが、なんとか回復できたという話もあります。知人たちが集まって話をしたときなど、自分の話ばかりして、とにかくみんなの注目と同情を集めようとしていました。

相手が常習的な嘘つきと知ってからも、ケビンはジムと縁を切ろうとはしませんでした。むしろジムを哀れみ、彼が周囲の注目を集めようとするのは、親からきちんと相手にされなかったからだと考えていました。しかし、そんなケビンも最後にはこれ以上いっしょに暮らせないと判断したようです。この部屋から出ていってほしいと伝えると、ジムは口汚くぼくたちをののしりました。

それから二年がたちますが、以来、彼の噂は耳にしたことはありません。彼のことだから、誰かほかの人間に取り入っては、いまでもあんな話を繰り返しているはずだとよく考えています」

ソシオパスのジムは、決して相手の心に寄りそえない場所から、自分の嘘に他人がどのような反応を示すのか目を凝らして観察していた。その相手は良心をもった人たちで、こんな嘘をついて人をだます人間などいないと信じて疑わない人たちだ。彼らは健全で欠けた部分のない心の持ち主で、それはジムの心に欠落していた、人と人を結びつける能力にほかならない。こうした能力につけ込むことで、ジムは周囲の人間を操ろうとした。

ナルシシストは人と結びつくことができるので、周囲の人間に対して自分がどのような影響を与えているのかは理解できる。ただし問題は、彼らの場合、相手に対する影響などまったく気にしていない点につきるのだ。

※

ソシオパスを理解することは、わたしたちに多くの気づきをもたらしてくれる。わたしたちが生きているいまの時代は、自分や自分が属する集団しか眼中になく、他者との精神的な結びつきには目もくれない時代で、あらゆる人の幸福にとって重要なものには見て見ぬふりをしている。良心をもつ人でさえ道を見失い、邪悪の影は間近に迫りつつある。「善」とは他者との結びつきを感じ取れる能力に宿り、いかなる理由にせよ、この感覚が麻痺《まひ》してしまえば邪悪が頭をもたげてくる。自分勝手なわがままを自制して、自分自身をコントロールするように、人類全体を律することをわたしたちは学ばなくてはならないだろう。容易に達成できる目標ではないとはいえ、これはわたしたちに許されたただひとつの選択肢にほかならない。

おそらくそう遠くない将来、良心の有無の診断をめぐる完璧な方法が開発される。有用性と信頼性の点で第1章で述べたロバート・ヘアのサイコパシーチェックリストを超える精度の診断法だ。そして、その将来においては、選挙の立候補者は所得税額とともに、この診断結果もあわせて公開されることになるとしたら。こうした診断法が出現したら、社会はどのように変わるのだろう。そして、いまよりはるか以前にこうした情報について知ることができていたなら、はたして人類の歴史はどのように変わっていたのだろうか。

そう考えるだけで、目もくらむような興奮を覚える。

謝辞

二〇一八年九月、ちょうどこの本の原稿を書き終えたばかりのころ、わたしは軽い脳卒中に見舞われた。症状そのものは軽く、つかの間気を失ってその場に横倒しに倒れでもしなければ、もしかしたら気づかなかったかもしれない。倒れ込んだのはほとんど空車の駐車場のアスファルトで、倒れた瞬間も、その直後に何が起きたのかもわたしには記憶がないが、近くにいた五名の人たちが駆けつけて通報してくれたと聞いた。いずれの方たちともそれまで面識はなく、事故当日もその後もお会いしていない。もし、住所やお名前がわかれば心からの感謝を申し上げたい。まちがいなくわたしの命の恩人だ。

治療のおかげで、目のまわりのアザは消えて顔の腫れも引き、きちんと話せるようになって、記憶も足取りも以前の状態に戻ったが、めまいがしぶとく残った。リハビリセンターでは、わたしと同業の心理学者、ジョナサン・ペリー博士の診断を受けられるという幸運に恵まれた。あと数カ月もすれば、いっしょにコーヒーを飲みながら、今回はひどい災難にでくわしたこと、めまいや倦怠感も残さずに完治することができた奇跡を話し合っているだろうと太鼓判を押してくれた。

その言葉通り、すべてが過去のことになろうとしている。彼の威厳と、自分もまた同じ病から回復した事実を冷静に語ってくれた勇気、つらい時期を乗り切る力を授けてくれたことに感謝を申し上げる。いっしょにコーヒーを飲めるすばらしい日を心待ちにしている。

リンダ・カルボーネにもお礼を申し上げたい。リンダは編集者兼作家で、この本の編集を助けてくれた（彼女が夫のエド・デッカーと書いた『リトル・プリーグナント』は不妊をテーマにした本で、わたしのおすすめの一冊でもある）。原稿は書き上げたものの、それですぐに印刷にまわせるわけではない。その後の作業については、以前なら楽しみながら手がけられたが、今度ばかりはそうもいかない。章のタイトルを考え、さらに情報も盛り込む必要がある。巻末の註を本文にそって整理しなくてはならない。出版社と連絡を取り合いながら、レイアウトや装幀の段取りを整える必要がある。以上のような仕事を引き継ぎ、著者にかわって進めるのは簡単な仕事ではない（著者とは仕事を抱え込み、なんでも自分でやりたがる人間だ）。しかし、リンダはこうした仕事を如才なく、しかも難なくこなしてくれた。わたしにとって特別な人であるリンダに、つきない感謝を申し述べたい。本当にありがとうございました。

ダイアナ・バローニはすばらしい編集ディレクターで、構想力と忍耐強さに恵まれている。彼女にも感謝を申し上げるとともに、担当してくれた三名の編集者――チャーリー・コンラッド、レア・ミラー、アマンダ・パッテン――のかけがえのない協力にお礼を申し上げる。この仕事の最中、プライベートで大変なご苦労に遭遇された方もいると聞いた。原稿のブラッシュアップと完成稿の作成に助力していただいたミシエル・エニクレリコに心からの感謝を捧げる。彼女のおかげで一貫して明断な論旨を保つことができた。

家族や知人たちにも感謝を捧げたい。娘のアマンダ・キーリーと娘婿のニック・ドライエの二人は、ものの良し悪しを見抜く点ではいい目をしており、その意見は傾聴に値する。わたしの弟であり、生涯にわたる友人でもあるスティーブ・スタウトと彼が選んだ申し分のない婚約者クリスティーン・ベセットにお礼を申し上げる（この本が刊行されるころには、二人は結婚しているはず）。そして、ハワード・キーリーに。ひとつ屋根の下にいっしょに暮らし続け、いまでもわたしを気づかってくれる目を見ると心が弾む。あなたのその優しさに幸いあれ。

また、前著『良心をもたない人たち』をお読みいただき、お手紙やメールを送ってくれたすべての読者に感謝を申し上げたい。本書で紹介した読者の体験談については、プライバシーを守るために仮名にさせていただいた。いずれの方も勇気を振り絞って、わたしに話を打ち明けてくれたのだ。

最後になるが、わたしの出版エージェントですばらしい才能に恵まれたスーザン・リー・コーエンにお礼を申し上げる。エージェントとしてだけでなく、人間としてこれ以上ない資質を備えた女性で、いつも話しているように、わたしに奇跡をもたらしてくれた（これについては何度彼女に話しても十分ではない）。彼女は気づいていないようだが、子供のころから本を書くことを夢見てきたわたしにとって、その夢を実現させてくれたのが彼女であり、彼女の手腕と厚情だった。あらためてお礼を申し述べたい。

訳者あとがき

『良心をもたない人たちへの対処法』（*Outsmarting the Sociopath Next Door: How to Protect Yourself Against a Ruthless Manipulator*）は、マーサ・スタウトにとって四冊目の著作に当たる。本書の正編である『良心をもたない人たち』（*The Sociopath Next Door: The Ruthless Versus the Rest of Us*：木村博江訳、草思社文庫）の原書は二〇〇五年に刊行され、すでに一五年の年月が経過したが、アメリカではいまでも変わらずに熱心に読み継がれ、日本語版はもちろん、ドイツ語やルーマニア語、ポルトガル語など多くの言語にも翻訳されている。

前著では、いわゆるソシオパスと呼ばれる人たちの実態について理解を深める必要があると説かれ、彼らに対処する基本となる一三のルールが紹介されていた。平然と嘘をつき、人を操ることに喜びを感じる冷酷な人たちの存在は「サイコパス」「ソシオパス」として知られるが、当たり前の日常を送る多くの人たちにとって、彼らは映画や小説のなかの人物であり、実生活には無縁の存在だと誰もがそう思っていた。

人間には良心があり、人を傷つけたり、嘘をついたりすれば、そのやましさに耐えられなくなる。そうした良心を誰もがもっているとわたしたちは考え、そのように教えられもしてきた。だが、自明の前提とされてきたこの人間観を『良心をもたない人たち』はあっさりと否定した。それればかりかさらに衝撃的だったのは、良心をもたない人たちが四パーセント、つまり二五人に一人の割合で存在しているという事実だった。まさに、原書のタイトル（『隣のソシオパス』）通り、良心をもたない人たちはわたしたちの身近にひそんでいたのだ。

前著は当初、『あなたが知っている悪魔』（*The Devil You Know*）というタイトルで企画が進められていたという。最終的に『隣のソシオパス』という題名に決まったのは、スタウトが担当編集者との打ち合わせの際、「これは冗談だけど、まさに〝隣のサイコパス〟ね」と何気なく口にしたひと言がきっかけだった。二十世紀末の時点で読まれていた『DSM－4』を見ると、反社会的人格障害の有病率は男性で約三パーセント、女性で約一パーセント、臨床場面では三〜三〇パーセントで、薬物乱用治療施設、刑務所、法律関係の施設になると有病率はますます高くなる。

さらに言うなら、『良心をもたない人たち』を独特な一冊にしていたのは、「良心」という道徳意識がはじめて心理学的に定義づけられていた点である。スタウト自身、「本書がほかの本とどこがちがうのかと言えば、それは良心が心理学的に定義づけられているからです。良心こそ、他者に対するわたしたちの感情を左右するものであり、良心が人を愛せる能力に基づいているからにほかなりません」と「ライブラリー・ジャーナル」誌のインタビューに答えていた。

さて、本書『良心をもたない人たちへの対処法』は、ソシオパスとその対処法について前著以上に具体的に論じた構成になっている。『良心をもたない人たち』を「総論」とすれば、本書はその「各論」に相当する一冊とも言えそうだ。そのちがいは原書のタイトルにもはっきりとうかがえる。前著の刊行以降、スタウトのもとには読者から手紙や電子メールが山のように寄せられるようになった。本書はこうした問い合わせのなかでも、とくに多かった質問について応じる形で構成されている。

(1)自分の子供がソシオパスの場合
(2)職場の同僚、もしくは仕事先の関係者がソシオパスの場合
(3)親権をめぐって法廷で係争中の元配偶者がソシオパスの場合
(4)身体的な虐待あるいはネット上で執拗に攻撃を繰り返す者がソシオパスの場合

などであり、さらに見極めるのがむずかしいソシオパスとナルシシストの区別——つまり、反社会性パーソナリティ障害と自己愛性パーソナリティ障害の決定的なちがいについても説明されている。いずれも前著で触れられていた話だが、本書『良心を

もたない人たちへの対処法』では論ではなく、実際的なケーススタディーとして、対処法がきわめて具体的に紹介されている。

ソシオパシーを発症するメカニズムについてはいまだによくわかっていない。この点についてはスタウト自身、大脳皮質レベルの感情的情報の処理能力に関する逸脱に、文化的背景という環境要因が結びついたのではないかという前著の立場を踏襲している。しかし、脳の器質的な問題と文化的な要因がかかわっている以上、ソシオパシーは現代特有の病質でないことは明らかである。実際、人間のこうした感情の挙動をめぐる研究はすでに二世紀に及ぶと本書にも書かれている。前著をお読みになった方なら、イヌイットに伝わる「クンランゲタ」の話を鮮明に覚えているのではないだろうか。「クンランゲタ」とは、精神人類学を研究するジェーン・M・マーフィーが、雑誌「サイエンス」に掲載した論文で紹介していたあるタイプの人間のことで、彼らは「自分がすべきことを知っていながら、それを実行しない人」たちだ。

アラスカ北西部では、クンランゲタは「たとえば、繰り返し嘘をつき、人をだまし、物を盗み、狩りにも行かず、ほかの男が村を離れているとき、おおぜいの女たちと性交する」。クンランゲタは決して治らないとイヌイットは暗黙のうちに考えていた。こうした人間に対する昔からの対処法としては、狩りに行こうと言って相手を誘い出し、誰も見ていないところで氷河から突き落とすことが習わしとされてきた。

ソシオパスは古くから世界中に存在していたのだろう。成員一人ひとりの人格をめぐり、全員一致の同意が得られるほどの部族社会なら、こうした解決法も伝承できたのかもしれない。だが、わたしたちがいま生きているのは、人一人の命を奪ってもその責任を共同で負っていられる世界とはほど遠い世界だ。それどころか、誰が何をしようとも匿名でいられるほど混沌とした社会であり、信じられないような不誠実な行為で人を傷つけても逃げおおせることさえできる。むしろ、ソシオパスには願ってもない社会になりつつある。それだけに彼らとの戦いは、ますます孤独を強いられるつらい戦いになるだろう。

欧米に比べ、日本や中国など、東アジアの国々では、反社会性パーソナリティ障害を病む者の割合はきわめて低く、およそ〇・一パーセント前後だとスタウトは前著で記していた。〇・一パーセントなら、約一〇〇〇人に一人の割合だが、前著から一五年、はたしてこの数字に変わりはないのだろうか。専門家のなかには一〇〇人に一人と説く者もいる。『良心をもたない人たち』をはじめ、類書への支持や反響の大きさを見ていると、欧米同様、日本でも彼らによる被害者は、今後ますます増えていくのではないかと思われる。

本書の訳出に際しては、原題の *Outsmarting the Sociopath Next Door* に準じ、「ソシオパス」「ソシオパシー」「反社会性パーソナリティ障害」を採用している。第1章でスタウトも書いているように、「サイコパシー」と「ソシオパシー」のあいだに明確な定義のちがいがあるわけではないが、「ソシオパシー」を原則として使うという著者の意向にしたがっている。また、司法制度や親権制度に言及している部分のうち、日本の制度とは大きく異なる部分、キリスト教の世界観に関する説明やアメリカの企業風土に根差した犯罪など、日本の現状とそぐわないと思われる部分などについては、著者の了解と確認のもと、割愛したことを記しておく。

最後になるが、翻訳の機会を与えてくれた草思社取締役編集部長の藤田博氏にお礼を申し上げる。

二〇二〇年十一月

訳　者

3. Otto Fenichel (1938), "The drive to amass wealth," *Psychoanalytic Quarterly* 7 (1) : 69–95.

4. G. O. Gabbard, "Transference and Countertransference in Treatment of Narcissistic Patients," in *Disorders of Narcissism: Diagnostic, Clinical, and Empirical Implications,* Elsa F. Ronningstam［編］(Washington, DC: American Psychiatric Press, 1998) : 125–46. さらに以下の資料についても参照されたい. G. L. Lynn and S. Jortner (1976), "The use of countertransference as a way to understand and treat patients," *Journal of Contemporary Psychotherapy* 8 (1) : 15–18; E. J. Betan and D. Westen, "Countertransference and Personality Pathology: Development and Clinical Application of the Countertransference Questionnaire," in *Handbook of Evidence-Based Psychodynamic Psychotherapy: Bridging the Gap Between Science and Practice,* ed. Raymond A. Levy and J. Stuart Ablon［編］, G. O. Gabbard［前書き］(New York: Humana Press, 2010) : 179–98.

5. この点については標準的資料とされるJohn Murrayの「ナルシシストの三要素」(要求が満たされなかった際の欲求不満と怒りに見られるナルシシストの権利意識, 失望感, 幻滅感) を参照されたい. John Murray (1964), "Narcissism and the ego ideal," *Journal of the American Psychoanalytic Association* 12 (3) : 477–511.

Journal of Comparative and Physiological Psychology 52 (2) : 132–34.

2. I. Ganguli, "Mice show evidence of empathy," *The Scientist,* June 30, 2006.

3. F. B. M. de Waal (1989), "Food sharing and reciprocal obligations among chimpanzees," *Journal of Human Evolution* 18 (5) : 433–59.

4. A. A. Marsh and R. J. R. Blair (2008), "Deficits in facial affect recognition among antisocial populations: A meta-analysis," *Neuroscience & Biobehavioral Reviews* 32 (3) : 454–65; 掲載部分は p.454.

5. Edward Westermarck, *The Origin and Development of the Moral Ideas, vol.* 1, 第 2 版 (London: Macmillan, 2008).

6. Gavin de Becker, *The Gift of Fear: And Other Survival Signals That Protect Us from Violence* (New York: Little, Brown, 1997) : 185.〔ギャヴィン・ディー・ベッカー『暴力を知らせる直感の力：悲劇を回避する15の知恵』武者圭子訳、パンローリング、2017年〕. この本は自分の不安の正体を知り, 個人の安全を高める格好の情報源である.

第 7 章　ソシオパスとナルシシスト

1.「他人の気持ちおよび欲求を認識しようと**しない**. またはそれに気づこうと**しない**」の表現をめぐって、「**しない**」(unwilling) ではなく,「**できない**」(unable) とすべきだという論議がいまも続いている (やはり「できない」とすべきだろう). ナルシシストの定義がいかに難しく, 専門家も逡巡している事実がこうした点にもうかがえる.

2. Nina W. Brown, *The Destructive Narcissistic Pattern* (Westport, CT: Praeger Publishers, 1998) : 121. 以下の本についても参照されたい. Elaine Hatfield, John C. Cacioppo, and Richard L. Rapson, *Emotional Contagion: Studies in Emotion and Social Interaction* (Paris: Cambridge University Press, 1993).

ment-cases-guidelines-for-policy-and-practice/

第5章　もっとも冷酷な人間たち

1. M. Davey, "Suspect in 10 Kansas Murders Lived an Intensely Ordinary Life," *New York Times,* March 6, 2005.

2. M. Woodworth and S. Porter (2002), "In cold blood: Characteristics of criminal homicides as a function of psychopathy," *Journal of Abnormal Psychology* 111 (3) : 436–45.

3. D. J. Devine, L. D. Clayton, B. B. Dunford ほか著(2000), "Jury decision making: 45 years of empirical research on deliberating groups," Psychology Public Policy and Law 7 (3) : 622–727.

4. Greg Beratlis, Tom Marino, Mike Belmessieri ほか著, *We, the Jury: Deciding the Scott Peterson Case* (Beverly Hills, CA: Phoenix Books, 2006); 引用部分は p.54–55.

5. David Vann, *Last Day on Earth: A Portrait of the NIU School Shooter* (Athens, GA: University of Georgia Press, 2013).

6. David Vann へのインタビュー（CNN：放送は2009年2月14日）http://edition.cnn.com/TRANSCRIPTS /0902/14/cnr.07.html.（リンク切れ）

7. M. van Geel, P. Vedder, and J. Tanilon, "Relationship between peer victimization, bullying, and suicide in children and adolescents: A meta-analysis," March 10, 2014, JAMA Network, https://jamanetwork.com/journals/jamapediatrics/fullarticle/1840250.（リンク切れ）

8. Parry Aftab, 引用元は Ron Kemp, "They Wore Blue," blog post, https://ronskemp.wordpress.com/tag/baltimore-sun/.（リンク切れ）

第6章　ソシオパスの影響圏を脱出する

1. R. Church (1959), "Emotional reactions of rats to the pain of others,"

第4章　法廷のソシオパス

1. Robert E. Emery, *Marriage, Divorce, and Children's Adjustment: Developmental Clinical Psychology and Psychiatry,* 2nd ed.（Thousand Oaks, CA: Sage, 1999）.

2. Adrian Raine（2009）, "Psychopathy and instrumental aggression: Evolutionary, neurobiological, and legal perspectives," *International Journal of Law and Psychiatry* 32（4）: 257.

3. Peter Jaffe, Nancy Lemon, and Samantha Poisson, *Child Custody & Domestic Violence: A Call for Safety and Accountability*（Thousand Oaks, CA: Sage Knowledge, 2003）; 引用部分は p.21.

4. Penelope Trickett and Cynthia Schellenbach［共編］, *Violence Against Children in the Family and the Community*（Washington, DC: American Psychological Association, 1998）.

5. Gayla. Margolin, "Effects of Domestic Violence on Children," in *Violence Against Children in the Family and the Community,* ed.Trickett and Schellenbach, 57–101.

6. Anne. Appel and George. Holden（1998）, "The co-occurrence of spouse and physical child abuse: A review and appraisal," *Journal of Family Psychology* 12（4）: 578–99.

7. Barbara J. Hart, *Barbara J. Hart's Collected Writings,* Minnesota Center Against Violence and Abuse, p. 12.

8. S. Schecter and J. L. Edleson, "Effective Intervention in Domestic Violence & Child Maltreatment Cases: Guidelines for Policy and Practice Recommendations from the National Council of Juvenile and Family Court Judges Family Violence Department," National Council of Juvenile and Family Court Judges, June 1999, p. 2, https://www.ncjfcj.org/publications/effective-intervention-in-domestic-violence-child-maltreat-

23. Alan E. Kazdin, *The Kazdin Method for Parenting the Defiant Child* (New York: Mariner Books, 2008), 39; A. E. Kazdin (1993), "Treatment of conduct disorder: Progress and directions in psychotherapy research," *Development and Psychopathology* 5 (1–2) : 277–310.

24. Scott W. Henggeler, Sonja K. Schoenwald, Charles M. Borduin ほか著. *Multisystemic Treatment for Antisocial Behavior in Youth* (New York: Guilford Press, 2000).

25. Kazdin, Kazdin Method, 39.

第 3 章　職場に巣くう邪悪な者たち

1. Frans de Waal, *Primates and Philosophers: How Morality Evolved* (Princeton, NJ: Princeton University Press, 2006) : 44.

2. Marc Bekoff and Jessica Pierce, *Wild Justice: The Moral Lives of Animals* (Chicago: University of Chicago Press, 2010); 引用部分は p.56.

3. 以下を参照. Mary Oliver, "Poem for the Anniversary," *Dream Work* (New York: Atlantic Monthly Press, 1986).

4. 以下の報告書と報道資料を参照. Story from R. Reisner, "Bradley Schwartz: Short-sighted ophthalmologist," *Forensic Files Now,* May 17, 2018; A. H. Rotstein, "Prosecutor: Obsession, rage fueled doctor's murder-for-hire," *Arizona Daily Sun,* March 7, 2006; K. Smith, "Former Tucson doctor doing time for murder sues Ariz. prison system," *Arizona Daily Star,* March 25, 2009; and K. Smith, "The woman at the eye of the storm," Arizona Daily Star, February 26, 2006.

5. A. J. Flick, *Toxic Rage: A Tale of Murder in Tucson* (Evergreen, CO: Wildblue Press, 2018).

fearful expressions in children and adolescents with callous-unemotional traits and disruptive behavior disorders," *American Journal of Psychiatry* 165 (6) : 712–20; L. Passamonti, G. Fairchild, I. M. Goodyer ほか著 (2010), "Neural abnormalities in early-onset and adolescence-onset conduct disorder," *Archives of General Psychiatry* 67 (7) : 729–38; A. Raine, L. Lee, Y. Yang, P. Colletti (2010), "Neurodevelopmental marker for limbic maldevelopment in antisocial personality disorder and psychopathy," *British Journal of Psychiatry* 197 (3) : 186–92; Paul Ekman and Wallace V. Friesen, *Pictures of Facial Affect* (Palo Alto, CA: Consulting Psychologists Press, 1976). German: T. Huebner, T. D. Vloet, I. Marx ほか著 (2008), "Morphometric brain abnormalities in boys with conduct disorder," *Journal of the American Academy of Child & Adolescent Psychiatry* 47 (5) : 540–47.

19. Huebner ほか著, "Morphometric brain abnormalities in boys with conduct disorder."

20. G. Fairchild, C. C. Hagan, N. D. Walsh ほか著 (2013), "Brain structure abnormalities in adolescent girls with conduct disorder," *Journal of Child Psychology and Psychiatry* 54 (1) : 86–95. サイコパシーを神経生物学的な観点から俯瞰したものとして M. A. Cummings (2015), "The neurobiology of psychopathy: Recent developments and new directions in research and treatment," *CNS Spectrums* 20 (3) : 200–206があげられる.

21. A. L. Patenaude, "History of the Treatment of and Attitudes Toward Children," in *Handbook of Juvenile Justice:* Theory and Practice, Barbara Sims and Pamela Preston ほか著 (Boca Raton: CRC Press, 2006) : 3–30, とくに p.22による. 表示されている治療法については E. J. Latessa ほか著 (2002), "Beyond Correctional Quackery-Professionalism and the Possibility of Effective Treatment," *Federal Probation* 66 (2) : 43, 44に詳しい.

22. T. J. Dishion, J. McCord, and F. Poulin (1999), "When interventions harm. Peer groups and problem behavior," *American Psychologist* 54 (9) : 755–64.

among those high and low on a trait measure of psychopathy," *Biological Psychiatry* 56（7）: 516–21; J. Intrator, R. D. Hare, P. Stritzke ほか著（1997), "A brain imaging（single photon emission computerized tomography）study of semantic and affective processing in psychopaths," *Biological Psychiatry* 42（2）: 96–103; K. A. Kiehl, A. M. Smith, R. D. Hare ほか著（2001), "Limbic abnormalities in affective processing by criminal psychopaths as revealed by functional magnetic resonance imaging," *Biological Psychiatry* 50（9）: 677–84; J. K. Rilling, A. L. Glenn. M. R. Jairam ほか著（2007), "Neural correlates of social cooperation and non-cooperation as a function of psychopathy," *Biological Psychiatry* 61（11）: 1260–71.

15. K. A. Kiehl, "Without Morals," in Moral Psychology, Volume 3: The Neuroscience of Morality: Emotion, Brain Disorders, and Development, Walter Sinnott-Armstrong［編］（Cambridge, MA: Massachusetts Institute of Technology Press, 2008).

16. M. Stout, *The Sociopath Next Door.*〔マーサ・スタウト『良心をもたない人たち』木村博江訳、草思社、2006年〕

17. 脳内のこうした違いは無作為の結果（特定の遺伝子の占める割合が，偶然に変動する現象〔遺伝的浮動〕の結果もしくは進化にともなう偶然の結果）か，あるいは太古の昔，祖先のある集団に自然淘汰のように授けられた生存機能なのかどうかはいまも議論が続いている．しかし，人間が野生のもとで生きていない現在，この機能は残っていたにしてもほとんど不要なものに等しい．過食に対する先祖の欲望が飢餓状態を抜け出しても現在でも生き残り，肥満問題として健康をむしばんでいる状況に似ている．

18. American and British: A. P. Jones, K. R. Laurens, C. M. Herba ほか著（2009), "Amygdala hypoactivity to fearful faces in boys with conduct problems and callous-unemotional traits," *American Journal of Psychiatry* 166（1）: 95–102; M. J. Kruesi, M. F. Casanova, G. Mannheim, and A. Johnson-Bilder（2004), "Reduced temporal lobe volume in early onset conduct disorder," *Psychiatry Research* 132（1）: 1–11; A. A. Marsh, E. C. Finger, D. G. V. Mitchell ほか著（2008), "Reduced amygdala response to

B. R. Loney, P. J. Frick, C. B. Clements ほか著 (2003), "Callous-unemotional traits, impulsivity, and emotional processing in adolescents with antisocial behavior problems," *Journal of Clinical Child and Adolescent Psychology* 32 (1) : 66–80.

10. G. K. Levenston, C. J. Patrick, M. M. Bradley, and P. J. Lang (2000), "The psychopath as observer: Emotion and attention in picture processing," *Journal of Abnormal Psychology* 109 (3) : 373–85; S. K. Sutton, J. E. Vitale, and J. P. Newman (2002), "Emotion among women with psychopathy during picture perception," Journal of Abnormal Psychology 111 (4) : 610–19.

11. D. G. Mitchell, R. A. Richell, A. Leonard, and R. J. R. Blair (2006), "Emotion at the expense of cognition: Psychopathic individuals outperform controls on an operant response task," *Journal of Abnormal Psychology* 115 (3) : 559–66.

12. A. A. Marsh andR. J. R. Blair (2008), "Deficits in facial affect recognition among antisocial populations: A meta-analysis," *Neuroscience and Biobehavioral Reviews* 32 (3) : 454–65.

13. James Blair, Derek Mitchell, and Karina Blair, The Psychopath: Emotion and the Brain (Hoboken, NJ: Wiley-Blackwell, 2005)〔ジェームズ・ブレア、デレク・ミッチェル、カリナ・ブレア『サイコパス：冷淡な脳』福井裕輝訳、星和書店、2009年〕; K. A. Kiehl (2006), "A cognitive neuroscience perspective on psychopathy: Evidence for paralimbic system dysfunction," Psychiatry Research 142 (2–3) : 107–28; R. J. R. Blair (2005), "Applying a cognitive neuroscience perspective to the disorder of psychopathy," *Development and Psychopathology* 17 (3) : 865–91; K. A. Kiehl; A. T. Bates, K. R. Laurens, ほか著 (2006), "Brain potentials implicate temporal lobe abnormalities in criminal psychopaths," *Journal of Abnormal Psychology* 115 (3) : 443–53.

14. H. L. Gordon, A. A. Baird, and A. End (2004), "Functional differences

and Psychiatry 51 (6) : 688–95; F. E. Scheepers, J. K. Buitelaar, and W. Matthys (2011), "Conduct Disorder and the specifier callous and unemotional traits in the DSM-5," *European Child and Adolescent Psychiatry* 20 (2) : 89–93; P. J. Frick (2009), "Extending the construct of psychopathy to youth: Implications for understanding, diagnosing, and treating antisocial children and adolescents," Canadian Journal of Psychiatry 54 (12) : 803–12.

5. N. M. G. Fontaine, and E. J. McCrory (2012), "Antisocial behaviour in children with and without callous-unemotional traits," *Journal of the Royal Society of Medicine* 105 (5) : 195–200. CU特性が認められる子供たちの素行障害と遺伝の関連性について研究する際に用いられる手法に関心のある方は, この論文に先立つ以下の論文を参照されたい. E. Viding, N. M. G. Fontaine, B. R. Oliver, and R. Plomin (2009), "Negative parental discipline, conduct problems and callous-unemotional traits: Monozygotic twin differences study," *British Journal of Psychiatry* 195 (5) : 414–19; and E. Viding, A. P. Jones, P. J. Frick ほか著 (2008), "Heritability of antisocial behaviour at 9: Do callous-unemotional traits matter?" *Developmental Science* 11 (1) : 17–22.

6. K. M. Cecil, C. J. Brubaker, C. M. Adler, k ほか 著 (2008), "Decreased Brain Volume in Adults with Childhood Lead Exposure," *PLOS Medicine* 5 (5) : e112, https://www.ncbi.nlm.nih.gov/pmc/articles/PMC2689675/

7. B. K. Luntz and C. S. Widom (1994), "Antisocial personality disorder in abused and neglected children grown up," *American Journal of Psychiatry* 151 (5) : 670–74.

8. A. Raine, L. Lee, Y. Yang, and P. Colletti (2010), "Neurodevelopmental marker for limbic maldevelopment in antisocial personality disorder and psychopathy," *British Journal of Psychiatry* 197 (3) : 186–92.

9. S. Williamson, T. J. Harpur, and R. D. Hare (1991), "Abnormal processing of affective words by psychopaths," *Psychophysiology* 28 (3) : 260–73;

GMT.（リンク切れ）

第 2 章　自分の血を引くソシオパス

1. R. C. Kessler, P. Berglund, O. Demler ほか著（2005）, "Lifetime Prevalence and Age-of-Onset Distributions of *DSM-IV* Disorders in the National Comorbidity Survey Replication," *Archives of General Psychiatry* 62（7）: 593–602（2001年 2 月から2003年 4 月にかけて全国的に実施された調査で、抽出された対象世帯を面談して行われた．面談に際しては世界保健機関統合国際診断面接〔WHO-CIDI〕と呼ばれる精神科構造化面接法が用いられた）; D. G. V. Mitchell, R. A. Richell, A. Leonard, R. Blair, and R. James（2006）, "Emotion at the expense of cognition: Psychopathic individuals outperform controls on an operant response task," *Journal of Abnormal Psychology* 115（3）: 559–66. 反社会的病質に関する神経学的な遺伝の可能性の詳細については，前著『良心をもたない人たち』（文庫版）の161ページの「何が良心のない人たちをつくりあげるのか」を参照されたい．

2. E. Viding and H. Larsson（2007）, "Aetiology of antisocial behavior," *International Congress Series* 1304（1）: 121–32. 素行障害が反社会性パーソナリティ障害に変わっていく点については B. B. Lahey, R. Loeber, J. D. Burke, and B. Applegate（2005）, "Predicting future antisocial personality disorder in males from a clinical assessment in childhood," *Journal of Consulting and Clinical Psychology* 73（3）: 389–99.

3. P. J. Frick and S. F. White（2008）, "Research review: The importance of callous-unemotional traits for developmental models of aggressive and antisocial behavior," *Journal of Child Psychology and Psychiatry* 49（4）: 359–75. 引用部分は p.359.

4. この主張については以下の記事でさらに詳しく論じられている. R. E. Kahn, P. J. Frick, E. Youngstrom ほか著（2012）, "The effects of including a callous-unemotional specifier for the diagnosis of conduct disorder," *Journal of Child Psychology and Psychiatry* 53（3）: 271–82; R. Rowe, B. Maughan, P. Moran ほか著（2010）, "The role of callous and unemotional traits in the diagnosis of conduct disorder," *Journal of Child Psychology*

原註

第１章　心に空いた穴

1. American Psychiatric Association, *Diagnostic and Statistical Manual of Mental Disorders,* 5th ed.（Washington, DC: American Psychiatric Association, 2013）.〔『DSM-5 精神疾患の診断・統計マニュアル』日本語版用語監修：日本精神神経学会・監訳：髙橋三郎／大野裕・訳：染矢俊幸／神庭重信／尾崎紀夫／三村將／村井俊哉、医学書院、2014年〕.『精神疾患の診断・統計マニュアル』に関する一連の論評については Gary Greenberg, *The Book of Woe: The DSM and the Unmaking of Psychiatry*（New York: Plume, 2013）および同書に対するわたしの論評である "The Pernicious Politics of the DSM-V," *The New Republic,* May 8, 2013を参照されたい.

2. R. Hare, K. Strachan, and A. Forth, "Psychopathy and Crime: A Review," in *Clinical Approaches to Mentally Disordered Offenders,* Kevin Howells and Clive Hollin［編］（New York: Wiley, 1993）および S. Hart and R. Hare, "Psychopathy: Assessment and Association with Criminal Conduct," in *Handbook of Antisocial Behavior,* D. Stoff, J. Breiling, and J. Maser［編］（New York: Wiley, 1997）を参照されたい.

3. S. A. Mednick, L. Kirkegaard-Sorense, B. Hutchingshokacho ほか 著（1977）, "An example of biosocial interaction research: The interplay of socioenvironmental and individual factors in the etiology of criminal behavior," in *Biosocial Bases of Criminal Behavior,* Sarnoff A. Mednick and Karl O. Christiansen［編］（New York: Gardner Press, 1978）.

4. S. Porter, M. Woodworth, and A. R. Birt（2000）, "Truth, lies, and videotape: An investigation of the ability of federal parole officers to detect deception," *Law and Human Behavior* 24（6）: 643–58.

5. Stephen Porter, BBC News, February 19, 2009, http://news.bbc.co.uk/go/pr/fr/-/2/hi/health /7833672.stm, published 2009/02/09 12:16:24

＊本書は、二〇二〇年に当社より刊行された著作を文庫化したものです。

草思社文庫

良心をもたない人たちへの対処法

2023年8月8日　第1刷発行

著　者　マーサ・スタウト

訳　者　秋山 勝

発行者　碇 高明

発行所　株式会社 草思社

〒160-0022　東京都新宿区新宿 1-10-1

電話　03(4580)7680(編集)

03(4580)7676(営業)

http://www.soshisha.com/

本文組版　株式会社 キャップス

本文印刷　株式会社 三陽社

付物印刷　株式会社 暁印刷

製本所　加藤製本 株式会社

本体表紙デザイン　間村俊一

ISBN978-4-7942-2673-0　Printed in Japan

草思社文庫既刊

良心をもたない人たち

マーサ・スタウト　木村博江＝訳

25人に1人いる〝良心をもたない人たち〟。彼らは一見魅力的で感じがいいが、平然と嘘をつき、同情を誘い、追いつめられると逆ギレする。身近にいるサイコパスをどう見抜き、対処するかを説く。

M・スコット・ペック　森 英明＝訳

平気でうそをつく人たち

虚偽と邪悪の心理学

自分の非を絶対に認めず、自己正当化のためにうそをついて周囲を傷つける「邪悪な人」の心理とは？ 個人から集団まで、人間の「悪」というものを科学的に究明したベストセラー作品。

ジョージ・サイモン　秋山 勝＝訳

他人を支配したがる人たち

身近にいる「マニピュレーター」の脅威

うわべはいい人のフリをして、相手を意のままに操ろうとする〝マニピュレーター〟たち。その脅威と、彼らによる「心の暴力」から身を守る方法を臨床心理学者が教えます。**『あなたの心を操る隣人たち』改題**

草思社文庫既刊

結局、自分のことしか考えない人たち
自己愛人間への対応術
サンディ・ホチキス　江口泰子＝訳

他者を犠牲にして自分を守ろうとする自己愛人間の心理構造を解き明かし、その毒から身を守るための四つの戦略を紹介。その理不尽な言動に振り回され、傷つけられ、人知れず苦しんでいる人の必読書。

イヤなものはイヤときっぱり伝える対話術
バルバラ・ベルクハン　瀬野文教＝訳

今度こそははっきりノーと言ってやろうと思い定めていたのに、またしても『はい』と言ってしまった自分に腹が立つ──相手の言いなりにならず、人間関係もギクシャクさせないノウハウが満載。

いつもテンパってしまう人の気持ち切り替え術
バルバラ・ベルクハン　瀬野文教＝訳

「頑張ること」は今日でやめましょう。がむしゃらに働くだけで成功し、お金を稼ぐことなど不可能。スマートに怠けるコツ、時間と気力を奪う人への対処法、仕事をラクにする気持ち切り替え術を伝授します。

草思社文庫既刊

他人をほめる人、けなす人

フランチェスコ・アルベローニ　大久保昭男＝訳

あなたの身近にもいる「他人を認めない人」「陰口をたたく人」「果てしなく話す人」などの深層心理を、鋭い観察と深い洞察で解き明かす。一二五万部のミリオンセラーとなった現代人のバイブル。

借りのある人、貸しのある人

フランチェスコ・アルベローニ　泉 典子＝訳

どんな人を信頼し、どんな人を警戒すべきなのか？不安の時代を生き抜くすべを教える現代人のバイブル第二弾。「押しつけがましい人」「自信を失わせる人」「人を選ぶ目のある人」など約50篇。

ソーシャル物理学

「良いアイデアはいかに広がるか」の新しい科学

アレックス・ペントランド　小林啓倫＝訳

SNSで投資家の利益が変わる、会議で全員が発言すると生産性が向上する、風邪のひきはじめは普段より活動的になる——人間行動のビッグデータから、組織や社会の改革を試みる〝新しい科学〟を解き明かす。

草思社文庫既刊

西多昌規
自分の「異常性」に気づかない人たち
病識と否認の心理

強すぎる被害妄想、執拗な他者攻撃、異様なハイテンション、他人を振り回す……。精神科医が出会った自分の異常性について の「病識なき人たち」のケースを通じて、その心の病理と対処法を提示する。

西多昌規
「器が小さい人」をやめる50の行動

脳の処理力低下があなたの器を小さくする！　四六時中、情報や刺激が絶えず流れ込む現代社会、誰もが脳のキャパオーバーを起こしているのだ。些細なことでイラッとしたり、キレやすい人のための指南書。

頭木弘樹＝編訳
絶望名人カフカ×希望名人ゲーテ
文豪の名言対決

どこまでも前向きなゲーテと、どこまでも後ろ向きなカフカ、あなたの心に響くのは？　絶望から希望をつかみたい人、あるいは希望に少し疲れてしまった人に。**『希望名人ゲーテと絶望名人カフカの対話』改題**